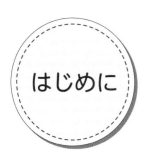

# はじめに

　筆者らの手もとに，1972年に第2版が出版された1冊の歯周治療学の教科書があります．J.F.プリチャード先生の「Advanced Periodontal Disease」という本です．歯周炎に罹患した歯は抜歯するしかないという時代に，「適切に施術をすれば，歯を救える」としたこの本には，診査，診断から歯周基本治療，確定的治療，メインテナンスに至るまで詳細な解説がなされています．その精神は，50年近く経過したいまなお，学ぶに値します．

　もちろん当時の病因論は不確かで，これまでに修正されたものも多くありますが，「患者さんの記録を残し，結果を検証して，日々改善を試みる．そして，患者さんを生涯メインテナンスしていく」という姿勢は，今日にも大きな示唆を与えてくれます．

　この40年ほどの間に，科学的知見が集積し，歯周治療も徐々に変化してきました．しかし，この変化を学ぶ機会は意外に少なく，臨床現場では科学的に否定された考えや施術がそのまま残ってしまう場合があります．あるいは，指導や施術の意味がどこにあるのかを知らずに，漫然と臨床に取り組んでいる場合もあるでしょう．こういった状況を踏まえて，錯綜する情報を整理して，歯周病・歯周治療の基本をまとめたのが本書です．

　本書は，歯周治療に取り組むはじめの第一歩を踏み出すときに，歯科衛生士の皆さんの疑問や悩みをすこしでも軽くできればと願い執筆しました．何度も手に取って，日常臨床で活用していただけたら，とてもうれしく思います．

2016年10月

伊藤　中・岡　賢二

本書は『月刊デンタルハイジーン別冊 歯科衛生士のためのペリオドントロジー』（2016年発行）を底本に，書籍として発行したものです．

# 歯科衛生士のための ペリオドントロジー Contents

Page Design & Illustration ● 株式会社ビーコム，堀川直子，TDL
The Journal of Dental Hygiene EXTRA ISSUE SELECTION/Periodontology for the Dental Hygienist

## 本書のチャートの見方

| | | | | | | | | | | | | | | | | | | | | | |
|---|---|---|---|---|---|---|---|---|---|---|---|---|---|---|---|---|---|---|---|---|---|
| 4 3 | 3 3 3 | 3 3 3 | | | ○ ○○ 3 3 | 3 | 3 3 | 3 3 |
| 4 | 3 3 | 3 | 3 3○3 3 | 3 | 3 | ○ ○○ 3 3 | 3 3 | 3 3 | 3 3 3 |

| 7 | 6 | 5 | 4 | 3 | 2 | 1 | 1 | 2 | 3 | 4 | 5 | 6 | 7 |
|---|---|---|---|---|---|---|---|---|---|---|---|---|---|

| | | | | | | | | | | | | | | | | | | | | | |
|---|---|---|---|---|---|---|---|---|---|---|---|---|---|---|---|---|---|---|---|---|---|
| 11 3 3 | 3 | 3 3 | 3 | 3 | 3 3 | 3 3 | 3 3 | 3 3 6 |
| 6 3 3 3 3 3 | 3 | 3 3 | 3 | 3 | 3 3 | 3 | 3 | 3 3 | 3 3○3 |

赤字・赤丸：BOP（＋）
PPD 2mm以下は空欄
■：PPD 4〜6mmの歯周ポケット
▨：PPD 7mm以上の歯周ポケット

# Chapter 1

# 歯周病とは
# いかなる疾患なのか

「歯周組織の構成」「歯周病原性細菌」「リスクファクター」
「疫学」など，ペリオドントロジーの軸となるトピックス
を学びましょう．歯周病を正しくとらえることが，歯周
治療を行ううえで非常に重要です．

# 歯周病の本質とは

## ① 「歯周病ってどんな病気？」

　このような質問にどう答えますか？　この場合，いくつかのキーワードを使っていると思います．

> ・細菌感染症　　・歯槽骨の破壊，喪失　　・生活習慣病

　これらはいずれも間違ってはいません．しかし，どれか1つのみを重要視しすぎると，偏った歯周治療の体系を構築してしまう可能性が生じます．

## ② 歯周治療の基本

See! ➡ 3-38
抗菌薬の応用

　細菌感染症であることにこだわると，「抗菌薬などを使って病原性細菌を駆逐しよう」というアイディアが生まれてしまいます．しかし，歯周病原性細菌は常在細菌として口腔内に存在している菌種で，宿主とのバランスさえ保たれていれば歯周炎は発症，進行しません．そのような細菌に対して安易に抗菌薬を用いることは，ほかの常在細菌への影響や，耐性菌の出現などのマイナス面を考慮すると，必ずしも必要な処置とはいえません．

　齲蝕における齲窩と同様に，歯周炎というと歯槽骨の形態に目がいってしまいがちです．歯槽骨の形態を修正しようと思えば，再生療法やMTM（挺出や整直）を行わなければなりません．このような治療法は，たしかにメリットをもたらすこともありますが，歯周組織の形態の修復によって歯周炎が治癒するわけではありません．あくまでも「歯肉縁下の細菌からの攻撃の抑制」が歯周治療の基本であることを忘れてはなりません（Ⓐ）．

See! ➡ 3-40
メインテナンス

　歯周炎には完治がなく，患者さんとはメインテナンスを通じて生涯おつきあいをしていくことが理想です．感染を制御しつつ，患者さんの状況を把握していかなければなりません．歯周病の本質は，「常在細菌の一部と宿主の抵抗力のバランスが崩れることによって歯周組織の破壊が生じること」であり，「宿主と歯周病原性細菌との間の均衡を是正し，それを維持していくこと」が歯周治療の基本的な考え方ということになります．

**初診（42歳，1993年5月）**

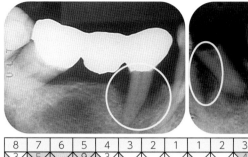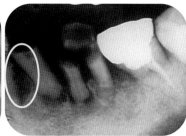

| 8 | 7 | 6 | 5 | 4 | 3 | 2 | 1 | 1 | 2 | 3 | 4 | 5 | 6 | 7 | 8 |
|---|---|---|---|---|---|---|---|---|---|---|---|---|---|---|---|

　伊藤歯科クリニックの開業初日に下顎左側臼歯部の修復処置を希望し来院した42歳の女性．年齢や骨欠損の大きさから侵襲性歯周炎であると考えられる．卒後4年目に入ったところであった筆者は，4|遠心の垂直性骨欠損が気になり挺出を行う計画を立てた．5|にも同様の垂直性骨欠損が認められたが，ブリッジの支台歯であることを考慮し，SRPのみで対応した

**術前　　　　　術後**

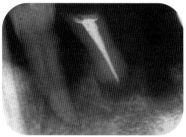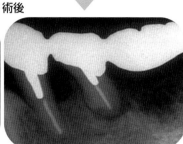

　MTMとSRPを行い，4|遠心の骨形態はX線写真では改善したようにみえる．しかし，その代償として歯髄を失った

**再評価（43歳，初診から10カ月後）**

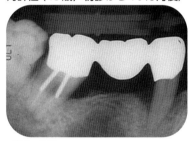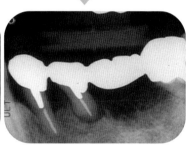

| 歯石 | 歯石 | | | | | | | | | | | | | | |
|---|---|---|---|---|---|---|---|---|---|---|---|---|---|---|---|
| 8 | 7 | 6 | 5 | 4 | 3 | 2 | 1 | 1 | 2 | 3 | 4 | 5 | 6 | 7 | 8 |

排膿

　再評価時のX線写真とプロービングチャート．MTMを行わなかった5|の近遠心も歯槽骨の改善がみられる．4|もSRPだけでも歯髄の犠牲を伴うことなく，同様の治癒が得られたであろう．歯周炎の本質のとらえ方が曖昧であると，不必要な処置やそれに伴う犠牲が生じる可能性があることを思い知らされた

**再初診（48歳，初診から6年後）**

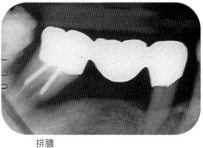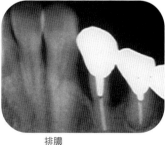

排膿　　　　　　　排膿

| 8 | 7 | 6 | 5 | 4 | 3 | 2 | 1 | 1 | 2 | 3 | 4 | 5 | 6 | 7 | 8 |
|---|---|---|---|---|---|---|---|---|---|---|---|---|---|---|---|

　この患者さんはメインテナンスに応じず，5年後，7|の歯肉腫張を主訴に再来院した．5|4は，それほど悪化していないが，7|には急激な歯槽骨の破壊が認められた．元来ハイリスクの患者さんに歯周炎の本質をもっとうまく伝え，メインテナンスに来院してもらっていれば，また違った結果になっていたのではと反省している

**Ⓐ** **歯周炎の本質が曖昧にしか理解されていなかったころの症例**

赤字・赤丸：BOP（＋）　PPD2mm以下は空欄

# 歯周病の疫学

## ① 疫学から学ぼう

　ある疾患に対してどのように対処していくのかを考えるにあたっては，その疾患の「疫学」について知っておくことが非常に重要です．何歳ごろから発現するのか，有病率はどれくらいなのか，どのように進行するのか，放置するとどのような転機を迎えるのかを知らなくては，適切な診療システムを構築することは難しいでしょう．

　1950年代の疫学データから，歯肉炎は加齢とともに必ず歯周炎へと移行し，その結果，歯の喪失が起こると考えられていました．その影響を受けて，かつての歯周病の分類も年齢を意識したものとなり，「成人型」歯周炎とか「早期発現型」歯周炎という表現になっていました．

🔍 See! ➡ 2-21
歯周病の分類

　しかし，その後の多くの疫学研究から，重度の歯周炎に罹患してしまうような感受性の高い個人が全体の約10％，そして感受性の低い個人が約10％存在しているということがわかりました．分類も，「慢性」歯周炎，「侵襲性」歯周炎というように，年齢によるものではなく病態に基づくものに変更されました．

## ② 現在の疫学からみえてくること

　実際に筆者らの診療室に来院した初診の患者さんの臨床疫学データを分析してみると，重度歯周炎に罹患している高齢の患者さんは同年代の患者さんの15％強でした．口腔内に問題のない人たちは歯科医院を受診する率が低くなるので，この数字は世界の疫学研究の結果と矛盾しないものと思われます．もうすこしくわしくみてみると，歯周病の進行度は30歳代と50歳代で急に悪化します（A）．プロービングポケットデプス（PPD）は20歳代と50歳代で大きく変化します（B）．そして50歳を過ぎると，喪失歯数の増加が目立ちはじめます（C）．

　このようなことから，一般歯科診療室が目指すべき最初の目標は，

①10歳代から歯周炎発症予防のために歯周治療のノウハウを用いること
②50歳までに初期，中等度の歯周炎を確実に処置し，メインテナンス下に置くこと

になります．

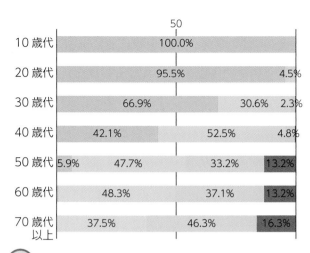

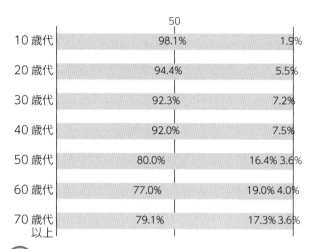

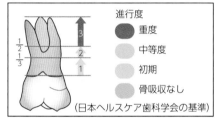

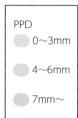

## Ⓐ　初診患者の歯周炎進行度（歯槽骨吸収度）

2009～2013年，当院に来院した初診患者の歯周炎の進行度（年代別）．30歳代，40歳代で初期，中等度歯周炎が増えつづけ，50歳代で重度が急激に増える．その後は，重度の患者比率はそれほど増えない（伊藤歯科クリニックデータより）

## Ⓑ　初診患者のPPD

2008～2012年，当院に来院した初診患者のPPDごとの歯面の比率（年代別）．20歳代から40歳代までは90％以上の部位が3mm以内であるが，50歳代以降では3mm以内の部位は約80％となり，7mm以上の深いポケットも約4％となる（伊藤歯科クリニックデータより）

## Ⓒ

### 歯周組織の状態とライフステージ

2009年以降，当院で初回の歯周組織検査を受けた患者さんのデータから，歯周病の自然史を推測してみる．慢性歯周炎が発症しはじめるのは20歳代半ばごろと思われる．15歳ごろから4mm以上のポケットが目立ちはじめるが，これは付着の喪失を伴わない仮性ポケットが大部分である．深いポケットは50歳以降急激に増加し，それに伴って喪失歯も多くなってくる．50歳までに歯周組織の状態を良好に維持することは，人生の後半を健康な口腔で過ごしていくための基礎となるといえる（伊藤歯科クリニックデータより）

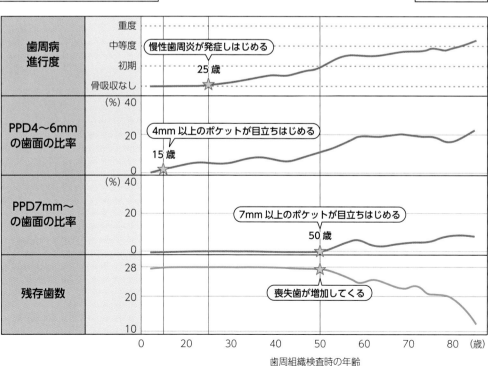

# 健康な歯周組織

歯周治療を行うにあたっては，歯周組織の正常構造，つまり歯，歯肉，歯槽骨の付着の仕方や，その臨床所見を理解しておく必要があります．歯冠側から根尖方向に向かって付着機構をみていきましょう（Ⓐ，Ⓑ）．

## ① 歯（エナメル質）と歯肉

エナメル質の成分は95％以上が無機質であり，歯肉のコラーゲン線維が入り込めないため歯肉が歯に付着することができません．その代わりに，接合上皮が歯と歯肉を付着させています（上皮性付着）．強い炎症が起こっていると，プローブの先端は，この接合上皮を容易に貫通します．

## ② 歯（セメント質）と歯肉

歯根のセメント質と歯肉が直接的に接触する部分では，セメント質から歯肉へと広がるコラーゲン線維（歯肉線維）によって，歯と歯肉が付着しています．炎症が強い部位をプロービングするとき，接合上皮を貫通したプローブは，健全なコラーゲン線維のところでとまります．炎症の強い部位のプロービングポケットデプスは，実際よりも深めに計測されていることを念頭に置いておきましょう．

See! ➡ 2-18

プロービングポケットデプスの誤差

## ③ 歯（セメント質）と歯槽骨

歯と歯槽骨は，歯根膜のコラーゲン線維（歯根膜線維）を介して付着しています．歯根膜線維もセメント質内に入り込んでいます．歯根膜の中には，セメント質や歯槽骨を作る細胞（セメント芽細胞，骨芽細胞）へと分化できる細胞（未分化間葉細胞）が存在しています．この細胞の働きを最大限に引き出そうとしているのが再生療法です．

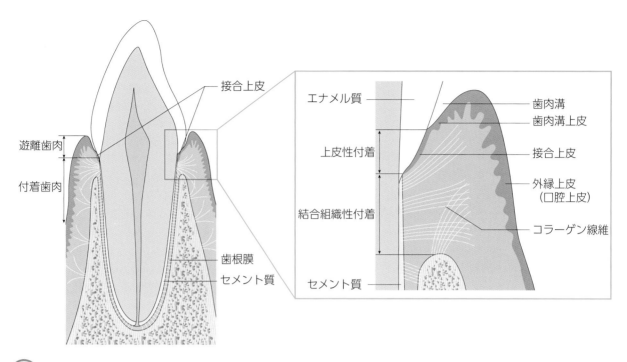

接合上皮

遊離歯肉
付着歯肉

歯根膜
セメント質

エナメル質
上皮性付着
結合組織性付着
セメント質

歯肉溝
歯肉溝上皮
接合上皮
外縁上皮
（口腔上皮）
コラーゲン線維

Ⓐ　健康な歯周組織の構造

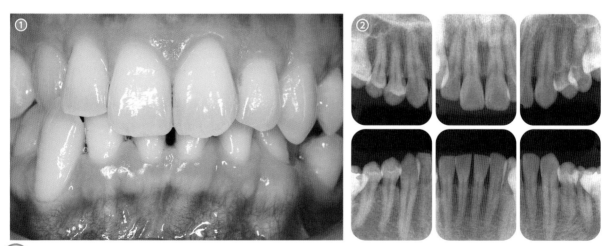

Ⓑ　健康な歯周組織の口腔内写真とX線写真

❶健康な歯肉は色がピンク色で引き締まっており，厚みのある歯肉ではスティップリングがみられる（厚みのない歯肉ではスティップリングがみられないこともある）
❷X線写真像では，歯槽硬線が明瞭で，歯槽骨頂はセメント－エナメル境（CEJ）から2mm以内である

# 歯肉炎と歯周炎の歯周組織

## ① 歯肉炎

　プラークの影響で歯肉炎を発症すると歯肉が腫脹し，接合上皮の歯冠側の端がすこし根尖側に移動します（Ⓐ-❷）．そのため，プロービングポケットデプスはすこし深くなりますが，これは付着の喪失（アタッチメントロス）を伴わない「仮性ポケット」です．プロービング時の出血（BOP）も認められます．この状態は，原因であるプラークを除去することによって，組織学的にも健康な状態に治癒します．

## ② 歯周炎

　歯肉の炎症が続いたままになっていると，歯周炎に移行してしまうことがあります（Ⓐ-❸）．歯周炎を発症すると，接合上皮はさらに根尖方向に移動し，結合組織性付着と歯槽骨の破壊も起こり，「真性ポケット」が形成されます．ポケット内の上皮には潰瘍が形成され，出血もしやすい状態になります．血液は，歯周病原性細菌の栄養源になるため，早急に出血しにくい状態に戻すことが歯周治療のもっとも大きな目的になります．

　SRPが成功すると，歯肉の炎症は消退し，滑沢になった根面には上皮が付着します（上皮性付着）が，結合組織性付着の回復はほとんど期待できません．また，歯槽骨も破壊前の状態に戻ることはありません（Ⓐ-❹）．

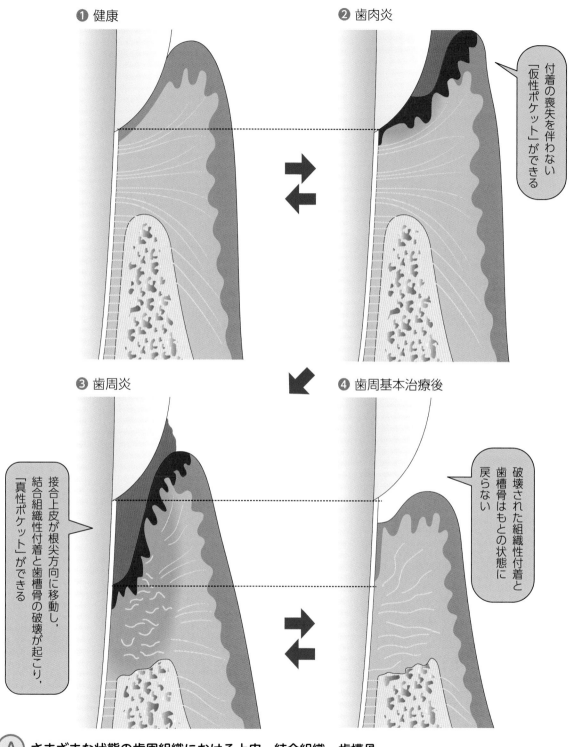

❶ 健康

❷ 歯肉炎

付着の喪失を伴わない「仮性ポケット」ができる

❸ 歯周炎

接合上皮が根尖方向に移動し，結合組織性付着と歯槽骨の破壊が起こり，「真性ポケット」ができる

❹ 歯周基本治療後

破壊された組織性付着と歯槽骨はもとの状態に戻らない

Ⓐ さまざまな状態の歯周組織における上皮，結合組織，歯槽骨

各状態の組織像をイメージしていれば，PPDの変化を正しく解釈できる (➡ 2-18)

Chapter

1

5

# 歯周組織破壊のメカニズム

## ① 歯周組織破壊のメカニズム

　歯周組織の破壊は宿主応答の反動として起こります．歯周病原性細菌の影響で歯肉に炎症が起こると，宿主の細胞間のネットワークが機能して，最終的にタンパク質分解酵素が放出されたり，破骨細胞が活性化されたりします（ Ⓐ ）．つまり，歯周組織の破壊を予防したり停止させたりするためには，歯肉の炎症を解消することが第一です．そのためには，患者さん自身によるホームケアはもちろん，歯科衛生士による歯肉縁下の施術を確実に行うことが求められます．

## ② 歯周組織破壊の罹病性と家族歴

　この細胞間のネットワークの機能は，個人によって起こりやすさが異なります（罹病性の個人差， Ⓑ ）．細菌性沈着物（プラークや歯石）の量と歯周組織の破壊量が必ずしも相関しないのは，このような理由によります．罹病性の高さは遺伝的に引き継がれる可能性があります．糖尿病や喫煙などのリスクがなく，プラークや歯石の量が少ないにもかかわらず，歯周組織が大きく破壊されているような患者さんには，お子さんの来院も勧め早期に歯周組織の管理をスタートします．家族歴を把握し，歯周炎の発症を予防するために，歯周治療のノウハウを応用することは一般歯科診療室の果たすべき重要な役割です．

🔍See! ➡ 1-10, 1-11, 1-12
リスクファクター

🔍See! ➡ Case 4
家族単位で歯周組織を管理していく

参考文献
1）Kinane DF, Preshaw PM, Loos BG：Host-response：understanding the cellular and molecular mechanisms of host-microbial interactions--consensus of the Seventh European Workshop on Periodontology. *J Clin Periodontol*, **38**（Suppl 11）：44-48, 2011.
2）Preshaw PM, Taylor JJ：How has research into cytokine interactions and their role in driving immune responses impacted our understanding of periodontitis?. *J Clin Periodontol*, **38**（Suppl 11）：60-84, 2011.

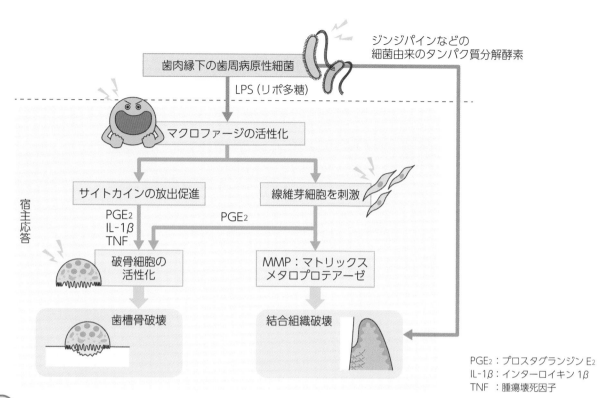

## Ⓐ 歯周組織破壊のメカニズム

歯周組織の破壊の大部分は，歯肉縁下の歯周病原性細菌の攻撃に対する宿主応答の反動として起こっている．細菌からの攻撃をなくしてしまえば宿主応答は起こらないことを理解しておくべきである

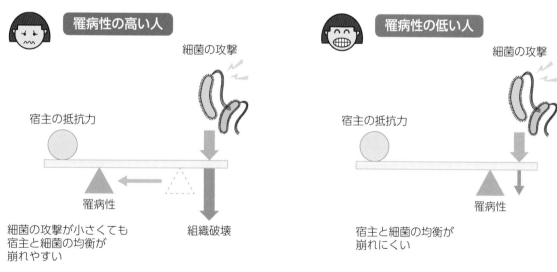

## Ⓑ 罹病性

宿主応答は個人によって起こりやすさが異なる．細菌性沈着物が多量であっても組織破壊が起こっていない患者さんもいれば，その逆の患者さんも存在している．罹病性が個人によって異なるというのは，宿主と細菌のシーソーの支点の位置が異なっているということであり，この位置は遺伝的に決められているため修正はできない

# 歯周病原性細菌①
# バイオフィルム

## ① バイオフィルムって何!?

　「バイオフィルム」という概念が，歯科で広く用いられるようになったのは約20年前のことです．今日では，テレビのコマーシャルなどでも耳にするようになってきました．それでは，「バイオフィルム」って，一言でいうと何でしょうか？　皆さんならどう表現しますか？

　バイオフィルムとは，「固体と液体の境界に存在する細菌の存在様式」のことです．たとえばプラークは，歯（固体）と唾液（液体）の境界に存在します．このほかにも，台所のパイプや池などの石のぬめりなどがこれにあたります．医科の分野ではカテーテルのチューブ内面に付着した細菌もバイオフィルム構造をとり，患者さんに感染のリスクをもたらします．

## ② バイオフィルムの構造と特性

　固体に付着する能力を有する細菌に，固体には付着できなくてもその細菌と手をつなげるほかの菌種が集まってきて（凝集），細菌の集合体が形成されます（A-❶〜❹）．この集合体は，菌体外多糖（グリコカリックス）のバリアで覆われており，薬剤や免疫細胞の攻撃から身を守っています（A-❺）．この菌体外多糖により薬剤の効果は，浮遊状態（プランクトン様）の細菌に対する場合の1/250程度になってしまうという研究もあります．

　「バイオフィルム」という概念が歯周治療や齲蝕治療にもたらした意義は，プラークを薬剤のみで除去することはできず，ホームケアであれプロフェッショナルケアであれ，やはり機械的に除去しなければならないということが明確になったことでした．つまり，以前から行われていたことに，裏づけを与えてくれたわけです．

　この概念を知っていれば，ブラッシングをせずに含嗽剤だけですませたり，義歯をブラシで清掃せずに洗浄剤に漬けているだけでは，まったく無意味であることが理解できます．そして，ブラッシングなどにより細菌をバイオフィルム状態から浮遊状態に変化させてやれば，含嗽剤や洗浄剤の効果が十分に引き出せることもわかります．

参考文献
1）Marsh PD, Martin MV：Oral microbiology 5th ed. Churchill Livingstone, London, 2009.

❶ エナメル質表面にペリクルが形成される

❷ 細菌が移動し，近づいてくる

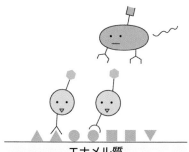

❸ 細菌表面の付着因子とペリクルのレセプターが，
　特異的な分子間の化学的相互作用で結合する

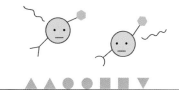

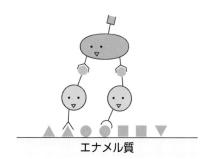

❹ ペリクルとの付着因子は有していないが，
　すでにペリクルと結合している細菌との
　付着機構を有する細菌が付着する

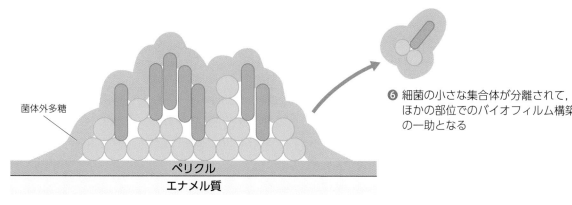

❻ 細菌の小さな集合体が分離されて，
　ほかの部位でのバイオフィルム構築
　の一助となる

❺ ❹のプロセスを繰り返しながら，細菌の集合体は大きくなっていく．
　菌体はグリコカリックスとよばれる多糖体で覆われるようになる

Ⓐ　歯面でのバイオフィルムの成長過程

（文献 1）を改変）

# Chapter 1/7

## 歯周病原性細菌②
# レッドコンプレックス

### ① プラークの成熟

プラークは非常に多くの菌種から構成されています．しかし，すべての菌種に歯面へ付着する能力があるわけではありません．プラークは，下記のいくつかの段階を経て成熟していきます．

See! ➡ 1-6

バイオフィルム

①歯面に付着する能力をもった菌種 (早期定着細菌群，レンサ球菌など) が歯面に定着
②歯面には付着できないが，すでに歯面に付着している菌種と結合することのできる菌種が積み重なる
③さらに表層の菌種と結合できる菌種が次々とプラークの一部として集まってくる (共凝集)

このような成り立ちは，歯肉縁下プラークの顕微鏡像とも矛盾しません．歯肉縁下プラークは，以下の3つのゾーンに分かれます (Ａ)．

①歯面に付着しているプラーク
②上皮に接触しているプラーク
③上記の2つの間にある細菌密度が疎な部分 (非付着性プラーク)

### ② 病原性の強いレッドコンプレックス

ソクランスキー (Socransky) らは，歯肉縁下プラークを構成する菌種を分析し，6つのグループに大別できることを示しました (Ｂ-❶)．さらに，歯周組織が健康な被験者と歯周炎の被験者の菌種を比較し，歯周炎ではオレンジコンプレックスとレッドコンプレックスが有意に増加していることを明らかにしました (Ｂ-❷)．このレッドコンプレックスは，上皮に接触しているプラークに相当すると考えられます．レッドコンプレックスに含まれる *P. gingivalis* は，軟組織に侵入することが確認されており，歯周組織において強い病原性を有するとされています．

See! ➡ 3-36

*P. gingivalis* の歯肉上皮への侵入

参考文献

1) Toughens W, Quirynen M, Jakubovics N：Periodontal Microbiology［Carranza's Clinical Periodontology 11th ed］. ELSEVIER, 2012.

2) Socransky SS, Haffajee AD：Dental biofilms：difficult therapeutic targets. *Periodontol* 2000, **28**：12-55, 2002.

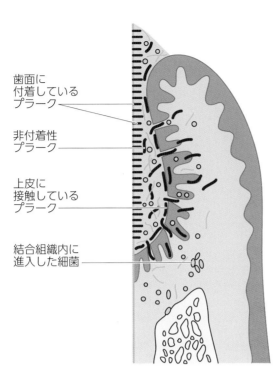

歯面に
付着している
プラーク

非付着性
プラーク

上皮に
接触している
プラーク

結合組織内に
進入した細菌

**(A)　歯肉組織に存在している細菌**

歯肉ポケット内のプラークは，「歯面に付着している
プラーク」「上皮に接触しているプラーク」と，両者の
間に存在する「非付着性プラーク」に分けられる．歯
周治療においては，これら以外に「結合組織内に侵入
した細菌」の除去も必要である（文献1）より改変引
用）

❶

オレンジコンプレックス
*P. intermedia*
*P. nigrescens*
*C. rectus*
*F. nucleatum*
*E. nodatum*
*P. micros*

レッドコンプレックス
*P. gingivalis*
*T. forsythia*
*T. denticola*

ブルー
コンプレックス
*Actinomyces* 属

パープル
コンプレックス
*V. parvula*
*A. odontolyticus*

グリーン
コンプレックス
*Capnocytophaga species*
*A. actinomycetemcomitans serotype a*
*E. corrodens*

イエロー
コンプレックス
*Streptococcus* 属

❷

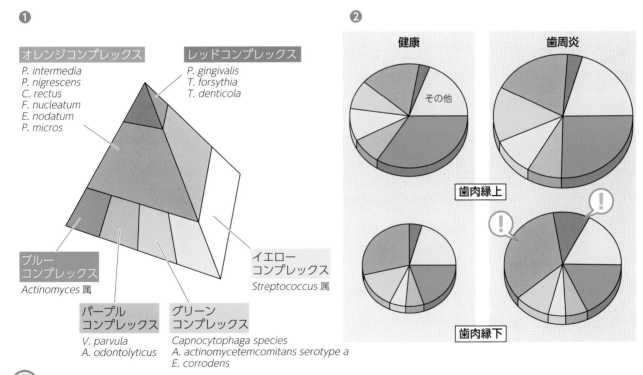

健康　　　　　　歯周炎

その他

歯肉縁上

歯肉縁下

**(B)　レッドコンプレックス**

ソクランスキーらは，歯肉縁下に存在していた菌種を分析し，6つのグループに分類した（❶）．そのなかでも，*P. gingivalis*，*T. forsythia*，*T. denti-cola*はレッドコンプレックスとよばれ，歯周炎の患者さんの歯肉縁下細菌叢で増えることから，病原性の高い菌種であると考えられている．❷は，健康な患者さんと歯周炎の患者さんの細菌の量（円の大きさ）と割合を示している（文献2）より引用）

# 歯周病原性細菌③
# 口腔常在細菌叢

## ① ヒトと常在細菌のバランス

　近年，ヒトと常在細菌の密接な関係が話題になっています．マスコミでよく話題になっているのは腸内細菌の話．皆さんもお聞きになったことがあるのではないでしょうか．この背景には「常在細菌叢（マイクロバイオーム）」という概念があります．「ヒトと常在細菌は共生関係にあり，両者が一体となって1つの個体を形づくっていると考えることができる」という概念です．一人のヒトと共生する細菌は，宿主であるヒトのもつさまざまな条件によって選択されます．したがって，異なるヒトでまったく同じ常在細菌を有するということはありえず，その多様性は指紋のように個人識別に用いることができるほどだとされています．

　宿主に何らかの変化が起こると，共生している常在細菌叢の構成菌種のバランスが崩れてしまうことがあります（dysbiosis：ディスバイオーシス）．常在細菌叢の菌種構成の変化は，宿主の健康状態に変化を及ぼすことがあります．

## ② 歯周治療におけるアプローチ

　このような常在細菌と宿主の健康についての考え方は，実は歯科の世界では約20年前から受け入れられていました．マーシュ（Marsh）らが提唱した齲蝕や歯周病の「生態学的プラーク仮説」がそれです（Ⓐ）．

　歯周病原性細菌は，突然外部からやってきた細菌ではありません．人類が地球上に誕生して以来の長い長い進化の歴史のなかで適応し，選択されてきたのです．歯周治療では，特定の菌種を抗菌薬などを使って口腔内から根絶することは現実的なアプローチではありません．通常のSRPで好ましい状態に戻した歯肉縁下の常在細菌叢の菌種構成を，宿主の抵抗力とのバランスがとれている状態に維持しつづけることが重要です．

　メインテナンスにおいて，歯肉縁下のプラークが成熟しないように歯面から細菌性沈着物を除去することと，患者さんの生活習慣や健康状態のモニタリングが必要なのは，このような背景があるからです．

参考文献

1）Marsh PD, Martin MV：Oral microbiology 5 th ed. Churchill Livingstone, London, 2009.
2）Hajishengallis G, Darveau RP, Curtis MA：The keystone-pathogen hypothesis. *Nat Rev Microbiol*, **10**（10）：717-725, 2012.

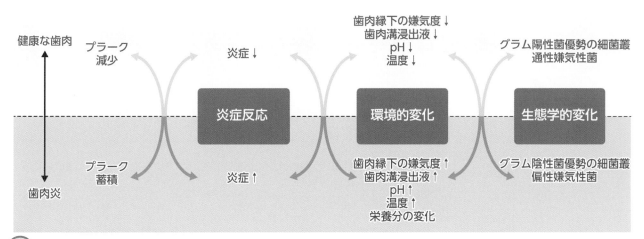

**A** 生態学的プラーク仮説

歯肉縁上にプラークが蓄積すると歯肉に炎症が起こる．歯肉の炎症により，歯肉縁下の環境は歯周病原性細菌にとって有利な環境へと変化する．その結果，歯肉の炎症は増強され，さらに歯周病原性細菌が増殖していく（文献1）を一部改変）

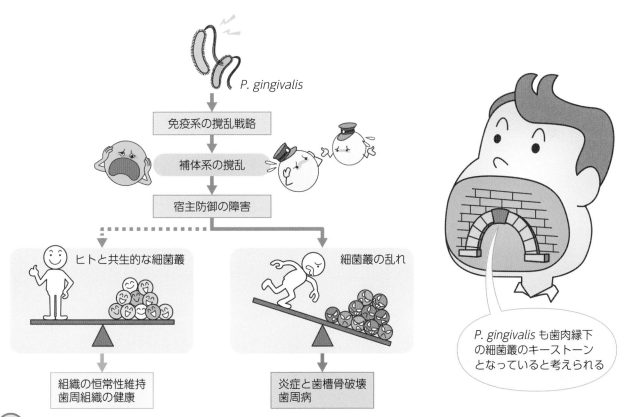

**B** キーストーン病原体仮説 (Keystone Pathogen Hypothesis)

キーストーンというのは，アーチ型の石橋を作るときに頂点にはめ込む「要石」のこと．この石を外すと橋全体が崩れてしまう．生態学では少数でありながら全体への影響が大きい生物種のことを「キーストーン種」と呼ぶ．*P. gingivalis* が宿主の補体系を撹乱し，ほかの菌種を増加させることにより，歯肉縁下の細菌叢は乱れ，歯周炎が発症，悪化しやすくなる．*P. gingivalis* がキーストーン種であるとする仮説である（文献2）より改変引用）

# 9 歯石

See! ➡ 3-34, 3-35
SRP

歯石は，プラークが石灰化したものです（Ⓐ）．歯石が沈着していることにより，適切なホームケアができなくなったり，表面が粗造であることからプラーク停滞因子になったりするため，歯石の除去は歯周治療の中核をなしています．

## ① 歯石の成分とその形成

歯肉縁上歯石も縁下歯石も，その成分のほとんどはリン酸カルシウム塩（第8リン酸カルシウム，ハイドロキシアパタイト）です．カルシウムイオンやリン酸イオンの供給源は，プラーク周囲に存在している液体（縁上なら唾液，縁下なら歯肉溝滲出液）とプラーク液（プラーク中に存在している液体成分）です．液体にはカルシウムイオンやリン酸イオンが過飽和に存在しており，これらがプラークの石灰化の原動力となります．ただし，石灰化（無機塩の沈着）は過飽和な液体の存在のみでは起こりません．沈着するための核となる物質が必要です．歯石の場合にはプラーク中に存在している細菌（死菌あるいは死にかかっている細菌）が核になると考えられています．

## ② 歯肉縁上歯石と縁下歯石

歯肉縁上歯石と縁下歯石は，その成り立ちが異なるため，さまざまな相違点があります（Ⓑ）．縁下歯石では，縁上歯石よりも無機質の密度が高く硬いため，除去するのが大変です．

参考文献

1）Lang NP, Lindhe j, ed.：Clinical Periodontology and Implant Dentistry, 6th Edition. Wiley Blackwell, 2015.
2）Edgar M, Dawes Cほか編著，渡部　茂監訳：唾液　歯と口腔の健康　原著第4版. 医歯薬出版，2014.

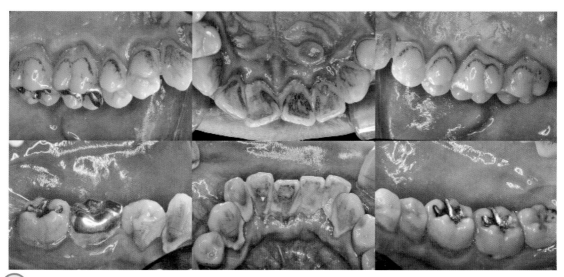

Ⓐ **歯石が多量に付着した口腔内**

クリーム色の歯肉縁上歯石と黒褐色の歯肉縁下歯石が観察できる．すこし深い位置にある歯肉縁下歯石は，歯肉を透過して見えることもある

| | 縁上歯石 | 縁下歯石 |
|---|---|---|
| 沈着しやすい部位 | 下顎前歯部舌側<br>上顎臼歯部頰側<br>（大唾液腺の開口部と関連している） | 特になし |
| 色調 | クリーム色 | 黒褐色 |
| 無機質 | 唾液から供給<br>無機質密度：約40% | 歯肉溝滲出液から供給<br>無機質密度：約60% |

Ⓑ **歯肉縁上歯石と縁下歯石の相違点**

# リスクファクター（疾患修飾因子）

## ① 個々の患者さんの病態が異なる理由

　菌の存在が引き金となって宿主応答が起こり，歯周組織が破壊されるというのが，歯周炎の基本的なメカニズムです（Ａ）．しかし，その病態は，個々の患者さんで異なってきます．これは，基本的メカニズムに影響する要因が個人ごとに異なっているからです．このような要因のことをページ（Page）とコーンマン（Kornman）は「疾患修飾因子」とよびました．これをわかりやすい言葉に置き換えると，「リスクファクター」ということになります．

## ② リスクファクターを把握しよう！

See！ ➡ 1-5
罹病性

　リスクファクターには，罹病性の高さ（歯周組織の破壊の起こりやすさ）のような「遺伝的要因」と，好ましくない生活習慣（喫煙など）や全身疾患（糖尿病など）のような「環境・後天的要因」に分けられます．臨床現場では，リスクファクターに関する情報をいかにうまく採取していくかが鍵になります．

See！ ➡ 1-11, 1-12, 1-13
遺伝的リスクファクター，環境・後天的リスクファクター，喫煙の害

　遺伝的要因については修正することは不可能ですが，環境・後天的要因のなかには修正可能なものもあります．患者さんに情報を提供し，どのように対応していけばよいのかを患者さんといっしょに考えていくことは，歯科衛生士の非常に大切な仕事です．また，リスクファクターは，患者さんの長い人生のなかで変化していきます．変化に気づけるように，メインテナンス時は，慎重に口腔内を観

See！ ➡ 3-27
問診

察し，問診や会話の内容などにも注意を払っておきましょう．ちょっとした会話の内容なども記録しておくと，患者さんのことをよりよく知るのに役立ちます．

参考文献
1) Page RC, Kornman KS：The pathogenesis of human periodontitis：an introduction. *Periodontol 2000*, **14**：9-11, 1997.

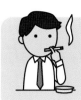

環境・後天的
リスクファクター

細菌の攻撃 ← 抗体

多形核白血球

抗原

LPS（内毒素）

他の病原因子

宿主の
免疫炎症応答

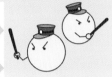

サイトカイン,
プロスタノイド

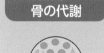

結合組織および
骨の代謝

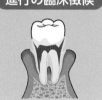

マトリックス
メタロプロテ
アーゼ

疾患発症および
進行の臨床徴候

遺伝的
リスクファクター

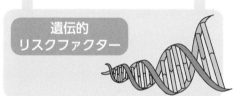

**Ⓐ 歯周病のリスクファクター**

歯周組織の破壊は，細菌に対する免疫応答の反動で起こる．組織破壊の経路はすべての患者さんで共通だが，個々の患者さんが抱えているリスクファクターによって，病態が異なる．また，この図で重要なのは疾患の発症が細菌の攻撃を増強するという矢印である．炎症状態が続くことで，細菌は栄養を獲得し増殖して，さらに症状が進むという悪循環が成立してしまうことになる（➡1-8 生態学的プラーク仮説）

# 遺伝的リスクファクター

## Check!
**インターロイキン-1 (IL-1) 高産生型遺伝子型**

コーンマン (Kornman) らは，歯周組織破壊のメカニズムのなかで重要な役割を果たすサイトカインの1つであるIL-1高産生型遺伝子型を有する患者さんに大きな歯周組織の破壊が起こりやすいことを発見し，これを利用してハイリスク者を同定するための検査システムを開発した

## See! → 1-2
歯周病の疫学

## See! → 2-23, 2-24
慢性歯周炎，侵襲性歯周炎

## ① 遺伝的リスクファクターを知るためには？

歯周炎の遺伝的リスクファクターについては，かつてインターロイキン-1 (IL-1) 高産生型遺伝子型を採取した血液から調べ，重度歯周炎に対する「罹病性」を把握するという検査方法が紹介されました．しかし，このような方法は，検査結果によって歯周治療自体が変わることはないためコストパフォーマンスもよくなく，現在の日本の歯科医療環境ではあまり現実的とはいえません．

日常臨床では，もっと簡単に患者さんの罹病性を推測する方法があります．何も特別なことをする必要はなく，通常の歯周組織の診査，つまりX線写真やプロービングで十分です．まず，年齢のわりに大きな歯周組織の破壊が起こっている患者さんは罹病性が高いと思われます．ただし，これを判断する場合には，年代ごとの有病状況について把握している必要性があります．

次に，プラークや歯石などがあまり見られないにもかかわらず，それに見合わない大きな組織破壊が起こっている患者さんも罹病性の高さをうかがわせます（Ⓐ）．特に歯石の沈着がほとんどみられない一方で，大きな歯槽骨の破壊が認められるような症例では，急速に組織破壊が進行したことが推測されます．このような歯周炎は，単に細菌性沈着物が引き起こしたというよりも，宿主の側がオーバーに反応してしまったと考えたほうがよさそうです．

歯周病の分類では，前者が「慢性歯周炎」，後者は「侵襲性歯周炎」ということになるでしょう．簡単にいえば，私たちの日常臨床における遺伝的リスクファクターというのは，「歯周組織の破壊が起こりやすい体質」ということになると思います．そして，この「体質」は遺伝的に受け継がれている可能性が高いため，血縁者 (特に両親) に若いころから歯周炎で苦労した人がいないかどうか家族歴に関する問診が必要になります．

## ② リスクの高い患者さんへの対応

罹病性の高い患者さんであっても，通常の歯周治療で十分に治癒させることは可能です．ただ，罹病性の高い患者さんのお子さんを早期にメインテナンス下に置き，歯周炎の発症を防ぐことが求められると考えます．このような対応ができてこそ，「かかりつけ歯科医院」，あるいは「ホームデンティスト」として十分機能したといえるのではないでしょうか．

参考文献
1) Kornman KS, Crane A, Wang HY, et al.：The interleukin-1 genotype as a severity factor in adult periodontal disease. *J Clin Periodontol*, **24**（1）：72-77, 1997.
2) 村上伸也：歯周病の診断・治療・メインテナンスを再考する. 日本ヘルスケア歯科学会誌, **6**：23～41, 2004.

## 初診（28歳）

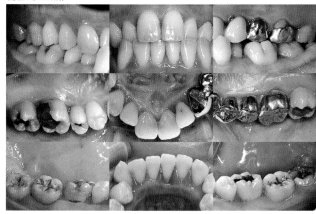

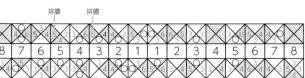

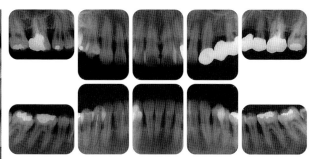

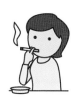

排膿　　排膿

| 8 | 7 | 6 | 5 | 4 | 3 | 2 | 1 | 1 | 2 | 3 | 4 | 5 | 6 | 7 | 8 |
|---|---|---|---|---|---|---|---|---|---|---|---|---|---|---|---|

妹：初診時28歳，女性

　17歳のころから喫煙を始め，初診時には1日20本の喫煙習慣があった．縁下歯石も多量に沈着し，下顎前歯部舌側面の歯間乳頭部は膨張が著しい．X線写真からも，年齢のわりには大きな歯槽骨の破壊が認められる

## 初診（32歳）

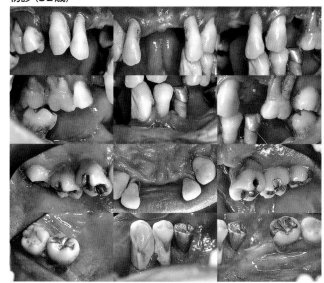

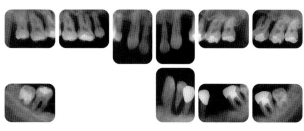

根分岐部病変　　　　　　　　　　　　　　　　　×は計測不可能

| 8 | 7 | 6 | 5 | 4 | 3 | 2 | 1 | 1 | 2 | 3 | 4 | 5 | 6 | 7 | 8 |
|---|---|---|---|---|---|---|---|---|---|---|---|---|---|---|---|

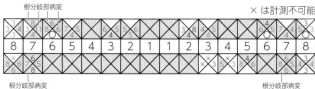

根分岐部病変　　　　　　　　　　　　　　　根分岐部病変

兄：初診時32歳，男性

　20歳のころから喫煙を始め，初診時には1日40本の喫煙習慣があった．ホームケアも不良で，プラーク，歯石が多量に沈着している．X線写真では，すでに末期の歯周炎で抜歯が必要な歯が多数存在していることがわかる．妹よりも喫煙本数が多く，ホームケアの質が悪いというだけで，妹よりもかなり進行した状態になっている．リスクファクターが複合することのおそろしさを感じさせられる

### Ⓐ 遺伝的リスクファクターをうかがわせる兄妹

環境・後天的リスクファクターに罹病性の高さが加わると，ときに非常に大きな歯周組織の破壊を招くことがある．この兄妹をみると，遺伝的な罹病性の高さを実感できる．診断は侵襲性歯周炎となる

Chapter

1

12

# 環境・後天的リスクファクター

環境・後天的リスクファクターには局所的，つまり歯にかかわるものと，全身的なものがあります．

## ① 歯にかかわる要因

See! ➡ 2-25
歯根形態

歯の形態は，歯周組織に影響を与えることがあります．エナメル突起は歯周炎を発症しやすくする要因ですし，歯根の陥凹も，付着の喪失でポケット内に露出すると細菌の生息部位となり，歯周炎の進行を促進する要因となります．また，プラークの停滞因子となるような修復，補綴物もリスクファクターといえるかもしれません．

## ② 全身にかかわる要因

全身的な要因としては，全身疾患や，健康観（ホームケア習慣やメインテナンスに対するコンプライアンスなど），喫煙や飲酒といった好ましくない習慣，ストレスなどがあげられます．

### ・糖尿病

糖尿病が歯周炎とのかかわりが深いとされていますが，血糖値がコントロールされている場合，歯周組織への影響はさして大きくないとされています（A）．

### ・喫煙

See! ➡ 1-13
喫煙の害

環境・後天的リスクファクターとしてまず第一にあげられるのは喫煙習慣です．喫煙することによって，以下のようなことが歯周炎にとって有利に働きます（B）．

- ・ポケット内の環境を嫌気的にして歯周病原性細菌の増殖の一助となる
- ・毛細血管を収縮させる（発赤や腫脹といった炎症の徴候が隠されてしまう）
- ・免疫系を抑制する
- ・組織の修復にかかわる線維芽細胞の機能を障害する
- ・デブライドメント後の根面にニコチンが沈着することで治癒が阻害されたり，プラークが付着しやすくなったりする

喫煙は，歯周炎の最大のリスクとして世界的にコンセンサスが得られており，禁煙支援は歯周治療の一部といっても過言ではありません．喫煙に依存性があることから，若年者に最初の1本を吸わせない防煙教育をしていくことの意味は非常に大きいです．特に家族に喫煙者がいる場合，最初の1本のタバコへのハードルが低いので要注意です．

参考文献
1）Lang NP, Lindhe j, ed.：Clinical Periodontology and Implant Dentistry, 6th Edition. Wiley Blackwell, 2015.

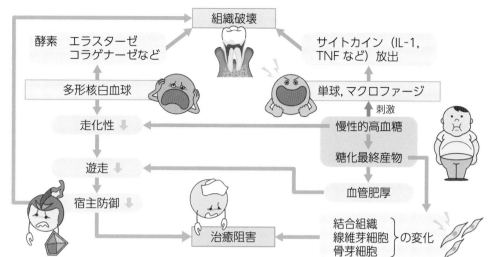

## 糖尿病が歯周炎を悪化させるメカニズム

糖尿病は，免疫細胞由来の酵素やサイトカインの放出を増加させることにより，組織破壊を促進する．また，多形核白血球の機能を阻害することにより，宿主防御を弱める

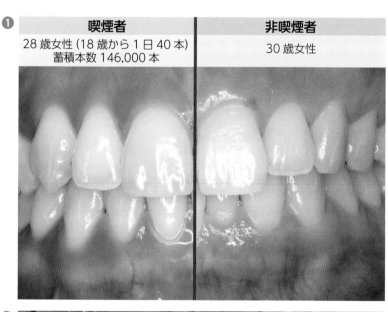

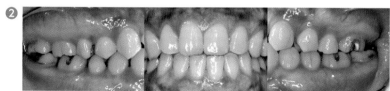

禁煙から 3 年後

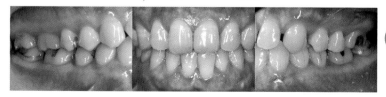

### B 喫煙者と非喫煙者

喫煙者の歯肉はメラニン色素の沈着が目立ち，ゴツゴツした印象を受ける（❶）．禁煙をすると，3 年ほどでメラニン色素が消えていく（❷）

# 喫煙の害

　前項で喫煙が歯周炎の最大のリスクだと書きましたが，いったいどの程度の害を及ぼすのでしょうか？　診療室を訪れた初診時40〜60歳の患者さんの臨床疫学データからは，

> ①喫煙の蓄積本数が多いほど歯周組織の破壊が進んでいる（Ⓐ）
> ②歯周基本治療前後のプロービングポケットデプスの変化は，喫煙者では非喫煙者よりもかんばしくない（Ⓑ）

といったことがみえてきます．

　さらに，治療終了後の歯の喪失について分析してみました．治療終了後の歯の喪失と有意な関連のみられた要因は，「初診時残存歯数」「初診時DMFT」「歯周病進行度」「喫煙蓄積本数」の4つでした（初診時の年齢は，治療終了時の歯の喪失とは関連がみられませんでした）．この4つのパラメータを使って，歯の喪失が多い群と少ない群にグループ分けをしてみました（コンピュータの統計ソフトが各パラメータ間の相関も調整しながら，計算してくれます）．その結果，もっとも歯を喪失したグループは喫煙蓄積本数が約32万本を超えている集団で，残存歯数やDMFT，歯周病進行度に関係なく10年あたり平均2.4本の歯を喪失していました（Ⓒ）．喫煙は，齲蝕や歯周病といった疾患をしのぐほど口腔内の健康を脅かしているといえるのです．

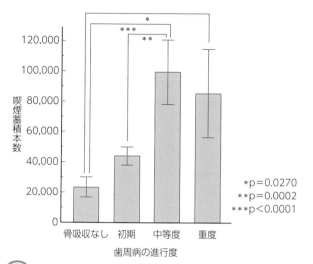

**Ⓐ　喫煙の蓄積本数と歯周病の進行度**

蓄積本数が多いほど歯周組織の破壊が進んでいる (伊藤歯科クリニックデータより)

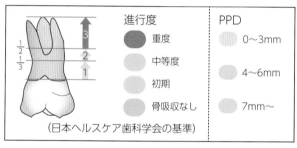

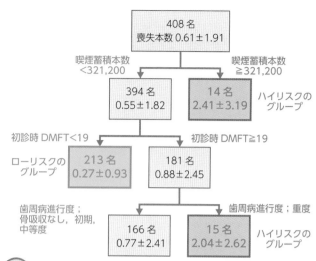

**Ⓒ　メインテナンス期間中の歯の喪失に相関する要因**

もっとも歯を喪失したグループは，喫煙の蓄積本数が約32万本を超えている集団であった (10年間で平均2.41本). また，蓄積本数が32万本を超えていなくても初診時DMFTが19本以上で歯周病進行度が重度の患者さんでは，10年間で平均2.04本の歯が失われていた. 逆に蓄積本数が32万本未満でDMFTが19本未満の集団では，10年間で平均0.27本しか喪失していなかった (伊藤歯科クリニックデータより)

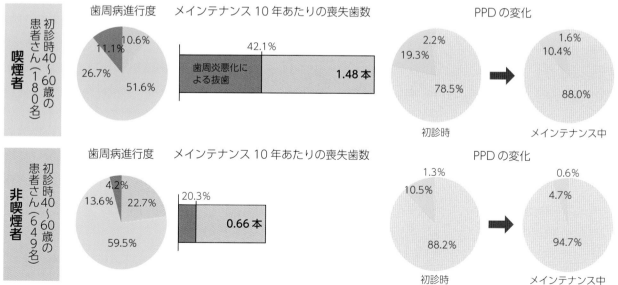

**Ⓑ　メインテナンスにおける歯周病の進行度とPPDの変化**

喫煙者と非喫煙者の歯周病進行度を比較すると，喫煙者では中等度以上の歯周炎の比率が非喫煙者の約2倍になっており，ポケットも深くなっている. メインテナンス中の抜歯は喫煙者の方が多く，歯周病の悪化による抜歯が多いのが特徴である

# Chapter 1 / 14

# 咬合によって付着喪失が起きるのか？

## ① 外傷性咬合のみによる影響

結論からいえば，外傷性咬合のみによって付着の喪失が起こることはありません．健全な歯周組織に咬合性外傷が加わった場合，X線写真的には，歯根膜腔の拡大と歯槽骨頂部の骨吸収が認められるようになりますが，これは望ましくない力に対する歯周組織の適応を示す所見であり，適切な咬合調整を行うことによりもとの状態に戻ります（A，B）．

## ② 外傷性咬合と歯周炎による影響

しかし，歯周炎が存在している場合には，咬合性外傷によって歯周組織の破壊が加速することが知られています．歯周炎は，細菌が発症の引き金を引きます．したがって細菌性沈着物や不良肉芽組織を除去すれば，外傷性咬合が存在していたとしても歯周治療の効果は現れます．

歯周炎と外傷性咬合の両方が存在している場合，まず歯周治療を行います．歯肉の炎症がなくなると，歯が移動する可能性があるため，歯周治療前の咬合調整はあまり意味がありません．ただし，歯の動揺が大きく患者さんが不快感を訴えている場合には，早期に咬合調整や暫間固定を行うこともあります．歯周治療後の変化を見きわめ，咬合干渉が認められる（フレミタスが触れる）部位や動揺度がしだいに大きくなっている部位に対しては咬合調整を行います．もちろん，患者さんが不快感を感じている部分には固定を行うこともあります（C）．

参考文献 ————

1）Davies SJ, Gray RJM, Linden GJ, et al.：Occlusal considerations in periodontics. *British Dent J*, **191** （11）：597-604, 2004.
2）Lang NP, Lindhe j, ed.：Clinical Periodontology and Implant Dentistry. 6th Edition. Wiley Blackwell, 2015.

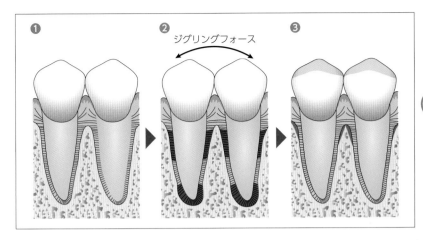

ジグリングフォース

## A　正常な歯周組織を有する歯に外傷性咬合が存在している場合

❶正常な歯周組織
❷ジグリングフォースがかかると，その力に適応した歯根膜腔の拡大と歯槽骨の吸収が起こり（赤色），歯が動揺する．これは付着の喪失ではない
❸咬合調整を行い（水色），ジグリングフォースを解消すれば，歯根膜腔はもとの幅に戻り，歯槽骨ももとの形態に戻る（緑色）（文献1）より改変引用）

## B　咬合と歯周病に関する動物研究のまとめ

動物実験から，歯周炎が存在しなければ歯に外傷的な力が加わっても付着の喪失は起こらないことが確認された（文献1）より引用）

|  | 健康な歯周組織<br>（正常な高さの歯槽骨） | 健康な歯周組織<br>（減少した歯槽骨） | 歯周炎 |
|---|---|---|---|
| 矯正力 | ・動揺度の増加<br>・歯の移動<br>・接合上皮あるいは結合組織性付着の位置の変化（−） | ・動揺度の増加<br>・歯の移動<br>・歯肉の炎症（−）<br>・それ以上の結合組織性付着の喪失（−） | ・歯周病の進行（−） |
| シグリングフォース | ・歯根膜腔の拡大<br>・歯槽骨頂の高さと骨量の減少<br>・付着の喪失（−）<br>・可逆的な歯の動揺度の増加 | ・歯根膜腔の拡大<br>・歯槽骨頂の高さおよび骨量の減少<br>・歯肉の炎症（−）<br>・さらなる付着の喪失（−）<br>・可逆的な歯の動揺度の増加 | ・歯根膜腔の拡大の進行<br>・動揺度の進行<br>・垂直性骨欠損 |

## C　歯周治療に対する処置の適応

咬合に対する介入は，歯周治療後も歯の動揺度が増加しつづけたり，咀嚼時の不快感を訴えられた場合に行う（文献1）より引用）

| 臨床所見 | X線写真所見 | 歯周治療に付加すべき治療 | 治療結果 |
|---|---|---|---|
| ・動揺度の増加 | ・歯根膜腔拡大<br>・正常な歯槽骨の高さ | ➡ 咬合安定化 | ➡ ・正常な歯根膜腔の幅 |
| ・動揺度の増加 | ・歯根膜腔拡大<br>・歯槽骨の高さの減少 | ➡ 咬合安定化 | ➡ ・垂直性骨欠損の改善<br>・骨レベルの安定<br>・正常な歯根膜腔の幅 |
| ・動揺度が増加<br>・機能時の不快感 | ・正常な歯根膜腔<br>・歯槽骨の高さの減少 | ➡ 咬合安定化<br>（必要に応じて固定） | ➡ ・患者さんの不快感と機能が改善（これは歯周治療ではない） |
| ・動揺度の増加<br>・機能時の不快感（−） | ・正常な歯根膜腔<br>・歯槽骨の高さの減少 | ➡ 咬合調整不要 | ・それ以上の悪化なし |

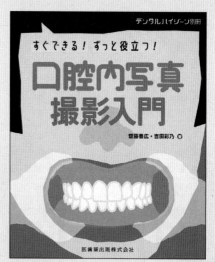

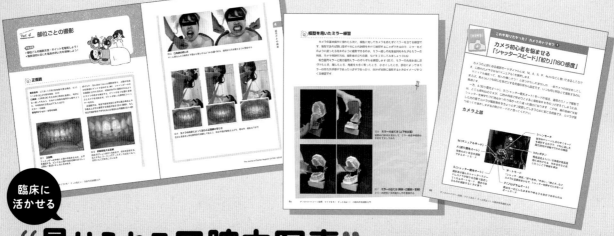

# 歯周病の診査，診断

適切に処置を行うためには，まず歯周病の病態を正しく
把握することが必要です．「資料の採取」「歯周病の分類」
「歯根形態」など，診査，診断にかかわる知識と技術を習
得しましょう！

# 口腔内写真

## ① 口腔内写真を活用しよう！

　患者さんの口腔内の状況を説明する際に，口腔内写真は非常に役に立ちます．言葉ではうまく表現できないようなことも，「百聞は一見にしかず」でうまく理解してもらえます．特に，歯肉の変化を伝える場合には必須であると考えています．そして，何よりも患者さんが知りたいのは，教科書的な知識ではなく，「自分自身の口腔内がどうなっているのか」ということです．自分自身の現状を客観的に把握することで，患者さんのモチベーションもあがりやすくなります．

## ② 規格性のある写真を！

　口腔内写真は初診時のみではなく，再評価時やメインテナンス中にも撮影して，口腔内の変化を早期に把握し，患者さんに伝えることが重要です．異なる時点の写真を比較するためには，規格性のある写真を撮影する必要があります．筆者らの診療室では規格を決めて，11枚の写真を撮影しています（A，B）．

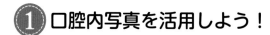

See! ➡ 3-28

口腔内写真の撮影

　口腔内写真を蓄積することは，患者さんだけでなく，術者である歯科衛生士や歯科医師にとって大きな財産となります．特に，すべての患者さんを対象に撮影していれば，自分の得意，不得意が把握できたり，次の段階へ成長するための足がかりが得られたりします．また，ただ口腔内を見ているだけでは気づけなかったような変化にも気づかせてくれます．口腔内写真は，歯科衛生士，歯科医師の毎日をより豊かなものにしてくれます．

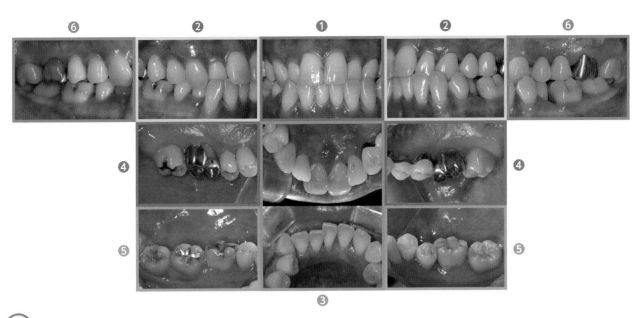

## Ⓐ　全顎の口腔内写真（11枚撮影）

筆者の診療室では原則として，成人の場合，初診時に11枚に分割して口腔内をくまなく撮影するようにしている．所要時間はおおむね3分を目標にしている．もちろん，撮影できるようになるためには練習が必要で，当院では❶〜❻の順で撮影できるようになったら，次のステップに進むかたちで練習している

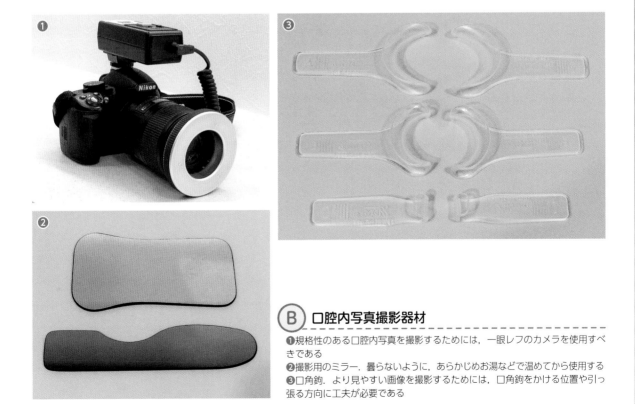

## Ⓑ　口腔内写真撮影器材

❶規格性のある口腔内写真を撮影するためには，一眼レフのカメラを使用すべきである
❷撮影用のミラー．曇らないように，あらかじめお湯などで温めてから使用する
❸口角鉤．より見やすい画像を撮影するためには，口角鉤をかける位置や引っ張る方向に工夫が必要である

# X線写真

## ① X線写真による歯槽骨の状態の把握

See! ➡ 3-29

X線写真とプロービングチャート

歯周組織の状態を把握するためには，口腔内写真による肉眼的情報とは別に，**X線写真による歯槽骨の状態の把握も必要です**（**A**）．X線写真も経時的変化を観察するために，再評価時やメインテナンス中にも撮影することがあります．

歯石の沈着量が多かった症例では，残石の有無を確認するため，咬翼法で臼歯部を撮影することがあります．ただし咬翼法においては，歯槽骨の破壊が大きくない症例では歯槽骨頂の状態も観察できますが，歯槽骨の吸収が著しい症例では根面全体や歯槽骨頂が観察できない場合があります．

メインテナンス中は大体4〜5年に1回，全顎のX線写真を撮影するように心がけています．経過を正しく観察するためには，比較にたえる規格性のあるX線写真が必要です．

## ② 撮影方法

**規格性のあるX線写真を撮影するためには，ホルダーを利用してX線が鼓形空隙を真横から貫くような撮影法が求められます**．平行法が推奨されますが，咬翼法で撮影したり，二等分面法用のホルダーを用いてコーンの角度を調節し，平行法に近い像が得られるように工夫することもあります（**B**，**C**）．

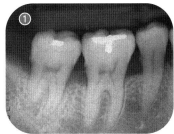
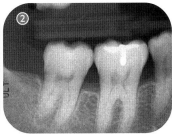

## Ⓐ 歯周治療後のX線写真像の変化

❶歯周治療前, ❷メインテナンス中のX線写真. 歯石の有無や歯槽骨の状態を観察する. メインテナンス中のX線写真では, 歯槽硬線が明瞭になり, 歯周組織の安定がうかがわれる

| | | |
|---|---|---|
| 平行法 | | |
| 二等分面法 | | |
| 咬翼法 | | |

## Ⓑ X線写真の撮影方法

歯石や歯槽骨をもっともよく観察できるのは「平行法」であるが, 上顎臼歯部では根尖が切れてしまうこともあるので, 根尖の状態も把握したいときには注意が必要. 「咬翼法」は, 平行法の像で上下顎のX線写真を一度に得ることができるため, 残石のチェックなどには便利.

本図の平行法と二等分面法は, 同一部位を同時期に撮影したものである. 歯石の見え方や歯槽骨頂の明瞭さに違いがみえる

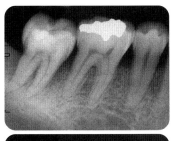
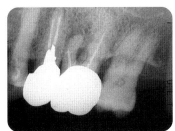
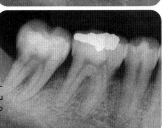
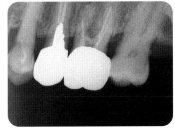

## Ⓒ 撮影角度によるX線写真の違い

X線写真は, 撮影時の微妙な角度の違いで得られる像が変わってしまう. 上下, 同一部位を撮影したものを比較しているが, 上段は歯周組織の診査, 診断に用いるには不適切. 下段の方が歯根や歯槽骨の形態をイメージしやすい. これはプロービングの精度にもかかわってくるので, 不適切なX線写真であれば, 再度撮影をさせていただくようにする

# 正しいプロービングを するために

歯周治療において，プロービングは必須の検査です．正しいプロービングをするためには，いくつか注意すべきことがあります．

## ① X線写真を参考に

See! → 3-29

X線写真とプロービングチャート

X線写真から以下のようなことに注意します（**A**）．

- **大きな歯石の沈着**
    大きな歯石が沈着していると，プローブが歯石に妨げられて，ポケット内に挿入できていない場合がある
- **歯軸の方向**
    プローブを歯軸に沿って挿入しなければ正確な測定はできない．特に歯冠補綴物が装着されている歯は，歯冠部の歯軸と歯根の歯軸が一致していないことがあるので注意が必要．また，プローブの先が歯肉のほうを向いていると，プロービングに強い痛みを伴うことになる
- **歯冠修復物の適合**
    修復物にオーバーハングがあるとプローブをポケット内に挿入しにくくなる．また，マージン部がアンダーな修復物では，その部分にプローブが引っかかってしまい正確な挿入の妨げになる

## ② プロービング圧

適切なプロービング圧は25gぐらいといわれています．プロービング圧が強くなれば，当然プロービングポケットデプスは大きくなり，出血もしやすくなります．プロービング圧が弱ければ，ポケットの見落としが起こるでしょう．このようなことを防ぐために，一定圧でプロービングできるよう設計されたプローブ（**B-②**）などを利用して，ときどきキャリブレーションを行うようにしましょう．診療室内でプロービング圧を統一していくことが重要です．

## ③ プローブの形状

参考文献
1) Hefti F：Periodontal probing. *Crit Rev Oral Biol Med*, **8**（3）：336–356, 1997.

プローブが太ければ，当然ポケット内へ挿入しにくくなります．さまざまな形状のプローブが販売されていますが，これも診療室内で統一を図るべきです．筆者らの診療室では，通常の診査にはCP11のプローブを使用します．施術中などに根面の状態を探るときには，WHOのプローブを用いることもあります．

歯石にひっかってプローブが進まない

プローブの方向が歯面に沿っていないため，歯肉溝（歯周ポケット）にプローブが入っていない（痛みを伴う）

補綴物のオーバーハングにより，歯肉溝にプローブを入れられない

補綴物がアンダーであるため，歯質にプローブの先端がひっかかる

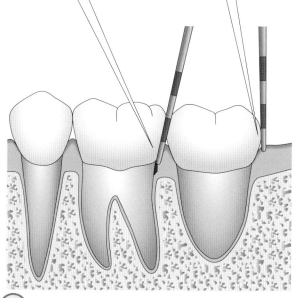
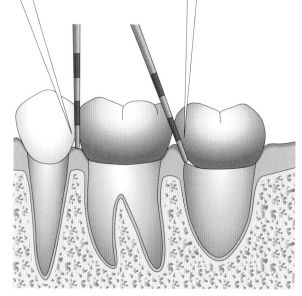

**A** X線写真から読み取れる，プロービングの注意点

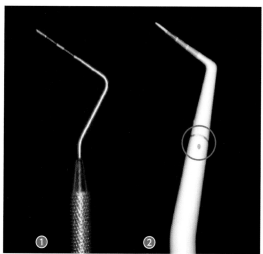

**B** プロービング圧のキャリブレーション

プロービング圧を適正に保つためには，ときどき自分がどの程度のプロービング圧で診査を行っているのかを確認し，必要に応じて修正していくことが大切である．❶はCP11のプローブ．❷はプロービング圧を一定化できるように設計されたプローブ．適切なプロービング圧になると○で囲んだ蝶番（ちょうつがい）部が曲がるようになっている

# プロービングポケットデプス

## ① プロービングポケットデプス（PPD）の誤差

　プロービングでは付着の位置を正確に知ることはできません．たとえば，プロービング圧が適切であったとしても，炎症の強い歯肉では，プローブの先端は上皮を貫通して健全な結合組織のところまで入ってしまいます（**A**）．実際の付着の位置よりも深いところまで到達してしまうのです．逆に，健康で引き締まっている歯肉では，歯肉の抵抗でプローブは実際の付着の位置まで入っていけません．つまり，**PPDは炎症の強い歯肉では過大評価**され，**健康な歯肉では過小評価**されます．

　したがって，プロービングは，歯肉の炎症状態を調べるための触診と考えるべきです．PPDの数値にのみ気をとられるのではなく，出血はもちろん，歯肉のハリなど数値で表現できないような情報も得られるように心がけましょう．

## ② PPDの変化

　歯周治療後のPPDの減少は，

- 歯肉の腫脹の消退（歯肉退縮）
- 歯肉の適合
- 健全な上皮付着（上皮の貫通がなくなったこと）
- 付着の獲得（歯周組織の再生）

の合計として現れたものです（**B**）．

参考文献

1) Aguero A, Garmick JJ, Keagle J, et al.：Histological location of a standardized periodontal probe in man. *J periodontol*, **66**（3）：184-190, 1995.

2) Robinson PJ, Vitek RM：The relationship between gingival inflammation and resistance to probe penetration. *J Periodontol Res*, **14**（3）：239-243, 1979.

3) Listgarten MA：Periodontal probing：what does it mean?. *J Clin Periodontol*, **7**（3）：165-176, 1980.

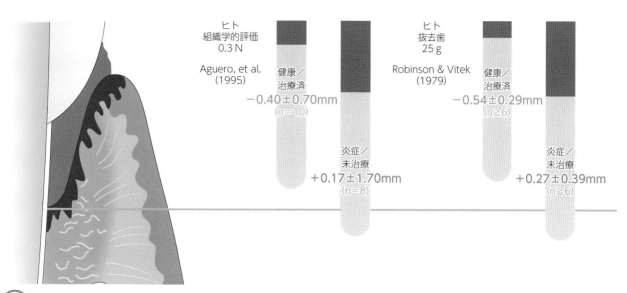

## Ⓐ 歯肉の炎症とPPD

炎症が存在している場合，プローブの先端は接合上皮のもっとも根尖側の部分を0.3～0.5mm貫通し，健全な歯肉線維のもっとも歯冠側の部位でとまるとされている

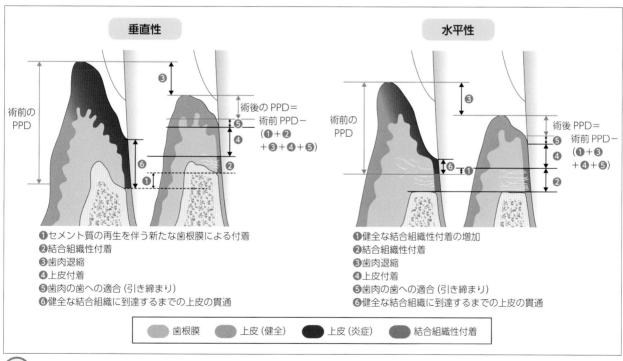

## Ⓑ 歯周治療後の治癒とPPD

水平性骨欠損の場合，PPDの減少は「上皮付着」と「歯肉の適合」，「歯肉退縮」によるが，垂直性骨欠損の場合，この3つに加えてわずかではあるが「付着の獲得（歯周組織の再生）」も期待できる

# プロービング時の出血（BOP）

プロービングでは，深さだけでなく，出血をどう評価するかが大切です．プロービング時の出血（Bleeding on Probing：BOP， Ⓐ ）は，疾患の「活動性」と密接に関係しています．

「うっすら出血するのか？　あふれるように出血するのか？」「プローブを挿入後，すぐ出血するのか？　しばらくしてから出血するのか？」により炎症の強さを見分けます（ Ⓑ ）．同じ深さのポケットでも，出血の量や流れ方により活動性に差が出ます．

出血量が多い場合は，チャートにレ点などを入れて要チェック部位が一目でわかるようにします（ Ⓒ ）．また，排膿や根分岐部，歯肉縁下齲蝕，補綴のオーバーハングなども必要に応じて記入します．

See! ➡ 2-20

プロービング情報と疾患の活動性

See! ➡ 2-26

歯周炎との鑑別が必要な病変

メインテナンス時には，上記に加えて「いつも出血している部位なのか？　急性の炎症で出血しているのか？」を見きわめ，急に出血が増えた部分を見逃さないことが重要です．歯石の取り残しや再沈着，不良肉芽組織の増殖など出血の原因を探ります．また，なかには歯根破折や根尖性歯周炎など，歯周病以外が原因の可能性もあるため，疑わしければX線写真などによる検査を行います．

全顎的に出血量が増えている場合は，ストレスや疲れなど免疫力の低下が影響していることも考えられます．このようなときは，患者さんに体調や生活環境の変化など，こまかく問診する必要があります．

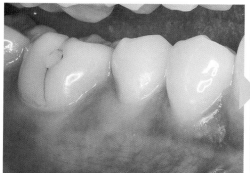

## 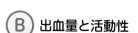 A　出血の確認

プローブ挿入後，20〜30秒後の出血の有無を記入することがポイント

| プロービング直後 | 30秒後 |

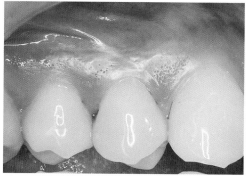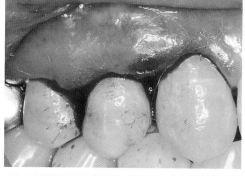

## B　出血量と活動性

出血量と歯周病の活動性は比例する

| | | | |
|---|---|---|---|
| 出血量 | うっすら | < | あふれる |
| 出血までの時間 | 数秒後，時間を置いて | < | プローブを挿入した瞬間または直後 |
| 歯周病の活動性 | 低い | < | 高い |

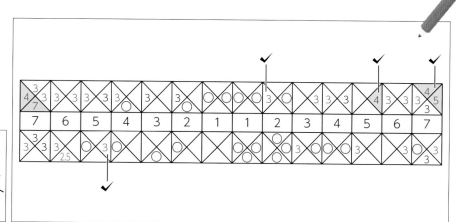

赤字・赤丸：BOP（＋）
PPD2mm 以下は空欄
　：PPD4〜6mm の歯周ポケット
　：PPD7mm 以上の歯周ポケット
✓：要チェック部位

## 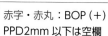 C　プロービングチャートの一例

出血量の多い部位や歯石が沈着している部位にチェックをいれる．全顎的な印象があればメモをとる

# プロービング情報と
# 疾患の活動性

## ① プロービングによって何を知る？

　プロービングはさまざまな要因によって結果が左右されます．そんな不安定な検査にもかかわらず，歯周治療にプロービングが必須であるのは，歯肉や根面の状態を触診することに意味があるからです．もちろん，ポケットの深さや出血の有無の情報は重要です．ポケットが深ければ，そこに生息する細菌にとっては有利な環境となるわけで，歯周組織破壊のリスクファクターとなります．しかし，深いポケットが歯周組織破壊の切迫した危険性を示すものとは必ずしもいえません．

## ② BOP と歯周病の活動性

　歯周組織の状態を評価するうえで重要なのは，ポケットの深さよりも，むしろプロービング時の出血（BOP）です．ラング（Lang）らは，「25 g のプロービング圧で BOP が認められなければ，98％以上の確率で歯周組織は安定している」ことを示しました[1]．つまり，BOP は健康であることを確認するのが得意な指標ということができます．

　また，BOP を経時的にみることにより，歯周病の活動性をある程度推測できます．ラングらは，4 回連続したメインテナンス来院時の BOP を記録して，BOP が認められた回数ごとに 2 mm 以上の付着の喪失が起こった割合を調べました．その結果，「4 回とも BOP が認められた部位では 30％で 2 mm 以上の付着の喪失が起こっていたのに対し，0～1 回の部位では 3％以下」でした[2]．

　さらに，ジョス（Joss）らの研究では，「4 年間の観察期間中に，歯周組織の安定を維持していた患者群と，疾患の再発が認められた患者群の BOP（＋）の部位の比率が比較され，両群の境界値が 25％であった」と報告しています[3]．

　これらの研究結果から，**危険な部位を同定するためには BOP を継続的に把握しておくこと，そして歯周組織破壊のリスクが高い患者さんを見きわめるためには測定部位の何％で BOP（＋）であったかが有用な情報であるということになります．**歯周病は多因子疾患であるので，たった 1 つのパラメータだけで判断してしまうのには無理があるかもしれませんが，**日常的に行われている検査を利用して，患者さんの状況を推測したり，患者指導にあたっての目標を数値で設定できるというのは意義深いことだと思います（Ⓐ）.**

参考文献

1) Lang NP, Adler R, Joss A, et al.：Absence of bleeding on probing. An indicator of periodontal stability. *J Clin Periodontol*, **17**（10）：714-721, 1990.

2) Lang NP, Joss A, Orsanic T, et al.：Bleeding on probing. A predictor for the progression of periodontal disease?. *J Clin Periodontol*, **13**（6）：590-596, 1986.

3) Joss A, Adler R, Lang NP：Bleeding of probing. A parameter for monitoring periodontal condition in clinical practice. *J Clin Periodontol*, **21**（6）：402-408, 1994.

4) Lang NP, Suvan JE, Tonetti MS：Risk factor assessment tools for the prevention of periodontitis progression a systematic review. *J Clin Periodontol*, **42**（Suppl 16）：S59-70, 2015.

5) Lang NP, Tonetti MS：Periodontal risk assessment（PRA）for patients in supportive periodontal therapy（SPT）. *Oral Health Prev Dent*, **1**（1）：7-16, 2003.

6) Persson GR, Mancl LA, Martin J, et al.：Assessing periodontal disease risk：a comparison of clinicians' assessment versus a computerized tool. *J Am Dent Assoc*, **134**（5）：572-582, 2003.

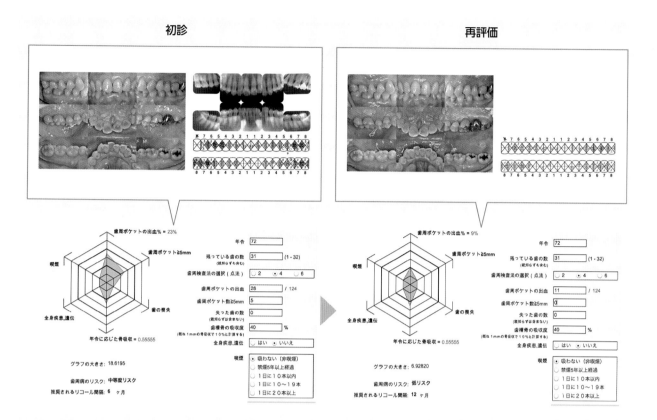

❶ PRA (Periodontal Risk Assessment)
ウェブ上で無料で使用できる (http://www.perio-tools.com/PRA/en/index.asp，日本語訳もある) (文献5) より)

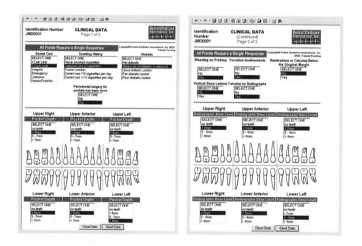

❷ PRC (Periodontal Risk Calculator)
(文献6) より)

Ⓐ 歯周病のリスク評価システム

2000年ごろに，個々の患者さんの歯周病のリスクを客観的に評価する2つのシステムが発表された．ラングらのグループが考案した「PRA」(❶) と，ページらのグループの「PRC」(❷) である．PRA，PRCともに日常臨床で行っている問診，視診，プロービング，X線写真から得られる情報を用いて，リスクを見積もるシステムになっている．PRA，PRCで評価されたリスクの高さと歯周炎の進行，歯の喪失との関連は，多くの研究によって調べられ，その妥当性が示されている．個々の患者さんのある時点でのリスクを見積もる際には，プロービングは非常に重要な情報を与えてくれるのである

# 歯周病の分類

歯周病は，その時点での歯周病学 (病因論や疫学データ) に基づいて分類されてきました．現在の分類では，薬剤による歯肉の増殖などプラークに起因しない歯肉の変化や，歯内-歯周病変のように歯髄診断を要するもの，全身疾患の口腔内への発症など，あらゆる歯周病以外の疾患や変化についても収載されています．それぞれの鑑別を適切に行うことで，個々の患者さんに応じた治療やメインテナンスプログラムを立案するのに役立ちます．

🔍See! ➡ 2-26
歯周炎との鑑別が必要な病変

現在，世界的にもっともよく知られているのが1999年に発表されたアメリカ歯周病学会 (AAP) の分類です (Ⓐ)．この分類は，それまで用いられていた分類 (1989年のAAPの分類) が「成人型歯周炎」「早期発現型歯周炎」というように患者さんの年齢を意識したものであったのを，それぞれ「慢性歯周炎」「侵襲性歯周炎」としたことと，「難治性歯周炎」(どのような治療にも応答しない歯周炎) というカテゴリーがなくなったことが大きな変更点でした．難治性歯周炎については，リスクファクターの概念が定着し，喫煙などによって歯周炎が難治化することが多くの研究から示されたことにより分類から外されたものと，筆者は想像しています．

AAPでは2017年に新しい分類を発表する予定のようです．この新しい分類では，従来アタッチメントレベルを用いて決定されていた歯周炎の重篤度をプロービングポケットデプスを基準とするように変更すること，慢性および侵襲性歯周炎の広汎型，限局型の定義の明確化，侵襲性歯周炎の定義の修正，およびインプラント周囲疾患の分類の追加がなされるであろうと思われます．

参考文献

1) American Academy of Periodontology Task Force Report on the Update to the 1999 Classification of Periodontal Diseases and Conditions. *J Periodontol*, **86** (7)：835-838, 2015.
2) Armitage GC：Development of a classification system for periodontal diseases and conditions. *Ann Periodontol*, **4** (1)：1-6, 1999.
3) International International Workshop for a Classification of Periodontal Diseases and Conditions. *Ann Periodontol*, **4** (1)：i, 1-112, 1999.
4) 吉江弘正，伊藤公一，村上伸也ほか編：臨床歯周病学第2版．医歯薬出版，2013.

| | | | | | |
|---|---|---|---|---|---|
| 歯肉疾患 | プラーク起因性歯肉疾患 | プラーク単因性歯肉炎 | その他の局所因子を含まない<br>その他の局所因子を含む (***を参照) | | |
| | | 全身因子関連歯肉疾患 | 内分泌関連 | 思春期性歯肉炎 | |
| | | | | 月経性歯肉炎 | |
| | | | | 妊娠性 (➡ 2-22) | 歯肉炎 (➡ 2-22)，化膿性肉芽腫 |
| | | | | 糖尿病性歯肉炎 | |
| | | | 血液疾患関連 | 白血病性歯肉炎，その他 | |
| | | 薬物関連歯肉疾患* | 薬物性歯肉疾患 | 薬物性歯肉肥大 (➡ 2-22) | |
| | | | | 薬物性歯肉炎 | 経口避妊薬性歯肉炎，その他 |
| | | 栄養障害関連歯肉病変 | アスコルビン酸欠乏性歯肉炎，その他 | | |
| | 非プラーク起因性歯肉疾患 | 特異細菌性歯肉疾患 | *Neisseria gonorrhea* 関連病変，*Treponema pallidum* 関連病変，連鎖球菌関連病変，その他 | | |
| | | ウイルス性歯肉疾患 | ヘルペスウイルス感染 | 原発性ヘルペス性歯肉口内炎，再発性口腔ヘルペス，水痘・帯状疱疹ウイルス感染 | |
| | | | その他 | | |
| | | 真菌由来歯肉疾患 | カンジダ感染 | 広汎型歯肉カンジダ症 | |
| | | | 線状歯肉紅斑 | | |
| | | | ヒストプラズマ症 | | |
| | | | その他 | | |
| | | 遺伝性歯肉病変** | 遺伝性歯肉線維腫症<br>その他 | | |
| | | 全身状態による歯肉症候 | 粘膜皮膚病変 | 扁平苔癬，類天疱瘡，尋常性天疱瘡，多形紅斑，エリテマトーデス (紅斑性狼瘡)，薬物性，その他 | |
| | | | アレルギー反応 | 歯科用修復物 | 水銀，ニッケル，アクリル，その他 |
| | | | | 歯磨剤などへの反応 | 歯磨剤，含嗽剤／洗口剤，チューインガム添加物，食品および添加物 |
| | | | | その他 | |
| | | 外傷性病変 (人為的，医原的，偶発的) | 化学的傷害，物理的傷害，温度的傷害 | | |
| | | 異物反応 | | | |
| | | 原因不特定 (NOS：not otherwise specified) | | | |
| **慢性歯周炎 (➡ 2-23)** | 限局型，広汎型 | | | | |
| **侵襲性歯周炎 (➡ 2-24)** | 限局型，広汎型 | | | | |
| **全身疾患の症候としての歯周炎** | 血液疾患関連 | 後天性好中球減少症，白血病，その他 | | | |
| | 遺伝性異常関連 | 家族性周期性好中球減少症，Down 症候群，白血球接着機能不全，Papillon-Lefèvre 症候群，Chédiak-Higashi 症候群，組織球症症候群，グリコーゲン代謝疾患，小児遺伝性無顆粒球症，Cohen 症候群，Ehlers-Danlos 症候群 (Ⅳ型とⅧ型)，低ホスファターゼ症，その他 | | | |
| | 原因不特定 (NOS：not otherwise specified) | | | | |
| **壊死性歯周疾患** | 壊死性潰瘍性歯肉炎 (NUG)，壊死性潰瘍性歯周炎 (NUP) | | | | |
| **歯周組織の膿瘍** | 歯肉膿瘍，歯周膿瘍，歯冠周囲膿瘍 | | | | |
| **歯内病変関連歯周炎** | 歯周歯内合併病変 (➡ 2-26) | | | | |
| **先天的または後天的形態異常と状態** | プラーク誘発性歯肉炎・歯周炎を修飾する，またはその内因となる歯の局所因子*** | 歯の解剖学的因子 (➡ 2-25)，歯科用修復物と装置，歯根破折 (➡ 2-26)，歯頸部歯根吸収とセメント滴 (セメント質剝離，➡ 2-26) | | | |
| | 歯の周辺部の歯肉歯槽粘膜異常 | 歯肉・軟組織退縮 | 唇 (頬)・舌側面，歯間 (乳頭部) | | |
| | | 角化歯肉の不足 | | | |
| | | 口腔前庭の深さの減少 | | | |
| | | 小帯・筋線維の付着位置異常 | | | |
| | | 歯肉の過形成 | 仮性ポケット，歯肉辺縁の不調和，歯肉の過形成，歯肉増殖 (*と**を参照) | | |
| | | 色調異常 | | | |
| | 無歯顎顎堤の歯肉歯槽粘膜異常 | 垂直的・水平的顎堤欠損，歯肉・角化組織の不足，歯肉・軟組織の増殖，小帯・筋線維の付着位置異常，口腔前庭の深さの減少，色調異常 | | | |
| | 咬合性外傷 | 一次性咬合性外傷，二次性咬合性外傷 | | | |

**(A) 歯周病と歯周組織異常の分類** (1999 年 AAP の分類，文献 3) を文献 4) が翻訳したものを改変引用)

# 歯肉炎

## ① 歯肉炎を助長するおもな要因

See! ➡ 1-4
歯肉炎と歯周炎の歯周組織

歯肉炎は「プラークによって歯肉に炎症は起こっているが，付着の喪失や歯槽骨の破壊はみられない状態」です．1950年代の疫学データからは，歯肉炎は，歯周炎の前駆症状であると考えられていました．しかし現在では，歯周炎の発症には宿主の罹病性も関与するため，歯肉炎のすべてが歯周炎に移行するわけではないと理解されています．

また歯肉炎には，以下のような発症を助長する要因があります．

①口呼吸
　プラークが乾燥してしまい，ブラッシングで除去しにくくなることで歯肉炎を誘発する（A）．前歯部唇側の炎症が著しいのが特徴
②全身状態
　たとえば妊娠期など女性ホルモンのバランスが変化して，歯肉の炎症が起こりやすくなる（B）
③薬剤
　薬剤のなかには歯肉を増殖させるものがある．臨床でよく遭遇するのは降圧薬として用いられるカルシウム拮抗薬（C）．歯肉増殖は付着の喪失を意味しないが，プロービングポケットデプスが深くなることで細菌の生息部位が広がり，歯肉炎を発症しやすい状態になる

## ② 歯肉炎の治療

歯肉炎はプラークによって発症するため，治療の基本は細菌性沈着物の除去です．付着の喪失がないため，歯科衛生士にとって技術的には容易ですが，そのぶん，患者さん本人のホームケアの向上が求められ，患者さんのコンプライアンスによっては良好な結果が得られにくいこともあります（A）．

❶14歳（男性，初診）

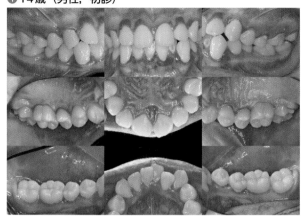

❷18歳（メインテナンス，初診より4年後）

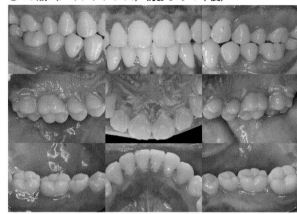

(A) **口呼吸の患者さんの歯肉の変化**

❶ホームケアの不良で全顎的に歯肉の炎症が認められ，特に前歯部唇面で著しい．口呼吸をしている患者さんによくみられる所見である
❷矯正治療にともなう上顎歯列弓拡大の結果，鼻呼吸をしやすくなり，前歯部唇側の歯肉の炎症は軽減した．しかし，ホームケアがなかなか向上せず，歯肉の炎症が目立つ

妊娠前

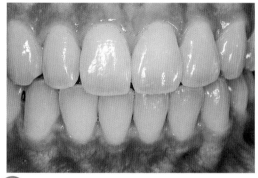

妊娠中

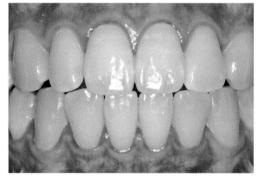

(B) **妊娠性歯肉炎**

妊娠中の口腔内写真からは，辺縁歯肉，歯間乳頭に発赤，腫脹が認められる．妊娠中のホルモンバランスの変化が歯肉縁下の細菌叢に影響を及ぼすことがあり，歯肉の炎症が起こりやすい

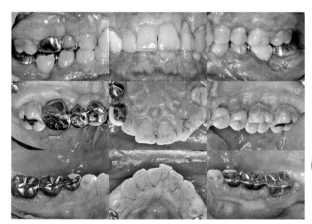

(C) **薬剤による歯肉増殖**

高血圧のため服用しているカルシウム拮抗薬の影響で，歯肉増殖が起こっている．上顎臼歯部で著明である

# 慢性歯周炎

## ① 慢性歯周炎の特徴

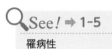

See! ➡ 1-5
罹病性

　歯周炎の発症には，「細菌の攻撃」と「宿主の罹病性」が大きくかかわります．慢性歯周炎は罹病性がそれほど高くない個人において，細菌性沈着物が長期間にわたり作用することによって発症したものです．進行が遅いため，根面には歯石の沈着が認められることが多いです．

## ② 若年者の慢性歯周炎にも注意しよう！

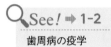

See! ➡ 1-2
歯周病の疫学

　若年者にも低頻度ながら発症することが明らかになっています（Ⓐ）．臨床疫学データを分析してみると，慢性歯周炎が発症しはじめるのは一般的には25歳ごろだと思われます．20歳代に歯周炎はほとんどみられないと決めつけるのではなく，「20歳代でも歯周炎の患者さんは存在する可能性がある」と注意して，口腔内写真，X線写真，プロービングなどの診査を行うべきです．

　そのような若年の患者さんの場合，診査の結果，歯周組織の破壊が認められたとしても，大きな組織破壊は起こっていないので，比較的容易に歯周組織の安定を得ることができると考えられます．その後はメインテナンスで安定を維持していくことが必要です．年齢が若く，病態も重篤ではないためメインテナンスの必要性を理解してもらうのが難しい状況ですが，客観的に病態や治療の成果などを伝えることが，患者さんの理解を得るための王道であると思っています．

参考文献
1）Thomson WM, Shearer DM, Broadbent JM, et al.：The natural history of periodontal attachment loss during the third and fourth decades of life. *J Clin Periodontol*, **40**（7）：672-680, 2013.

## 初診（27歳）

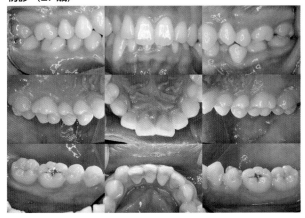

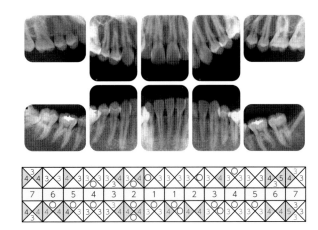

| 7 | 6 | 5 | 4 | 3 | 2 | 1 | 1 | 2 | 3 | 4 | 5 | 6 | 7 |
|---|---|---|---|---|---|---|---|---|---|---|---|---|---|

## 再評価（初診より2カ月後）

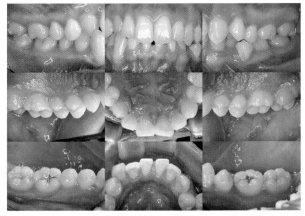

| 7 | 6 | 5 | 4 | 3 | 2 | 1 | 1 | 2 | 3 | 4 | 5 | 6 | 7 |
|---|---|---|---|---|---|---|---|---|---|---|---|---|---|

## メインテナンス（初診より9年5カ月後，37歳）

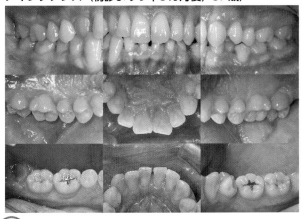

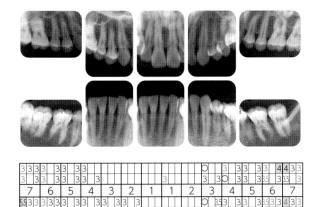

| 7 | 6 | 5 | 4 | 3 | 2 | 1 | 1 | 2 | 3 | 4 | 5 | 6 | 7 |
|---|---|---|---|---|---|---|---|---|---|---|---|---|---|

### Ⓐ　慢性歯周炎発症直後の治療とメインテナンス

歯石除去を希望されて来院した27歳の男性．初期の慢性歯周炎．初診時，下顎前歯部舌面には大量の歯石沈着が認められる．X線写真ではごく初期の歯槽骨吸収も観察された．プロービングチャートでは4mm程度のポケットが目立つ．歯周基本治療を終えてメインテナンスへと移行．約10年経過したが，それなりに歯周組織の安定をみている．8｜は7｜への影響を考えると抜歯が望ましい

# 侵襲性歯周炎

## ① 注意したい家族歴

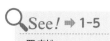

See! ➡ 1-5
罹病性

　侵襲性歯周炎は，慢性歯周炎とは異なり，宿主の罹病性の高さが大きく影響しているとされています．同一家族内で多くみられることから，罹病性の高さ，つまり細菌によって骨の代謝が変化しやすい「体質」が遺伝的に引き継がれているものと考えられます．したがって**侵襲性歯周炎が疑われる患者さんに対しては家族歴の問診が非常に重要**です．また，侵襲性歯周炎の患者さんに子どもがいる場合には，早期にメインテナンス下に置き，発症予防に努めることがとても重要です．

## ② そのほかの特徴

　慢性歯周炎に比べて進行速度が速いため，根面には歯石があまり認められません．つまり，歯石が沈着する暇もないほど組織破壊の進行速度が速いこともあるのです．さらに進行については，自然に停止することもあるとされています．

　また，「広汎型」と「限局型」があり，広汎型ではほぼすべての歯が罹患します．それに対して限局型は，第一大臼歯と中切歯に骨吸収が認められます．

## ③ 治療の基本

　治療の基本は，慢性歯周炎と同様に，歯肉縁下の細菌性沈着物や非付着性プラーク，骨欠損内の不良肉芽組織を除去することです．侵襲性歯周炎というと治癒しにくいという印象をもたれがちですが，**適切に処置できれば十分に良好な結果が得られます**（**A**）．

- 初診時30歳，女性
- 初診：2002年10月（13年6カ月経過）
- 主訴：左上の詰め物が取れた（⌐4 インレー脱離）．1年前に上の前歯の歯石を除去してから，しみる状態が続いている
- リスクファクター：18〜20歳のころに喫煙（蓄積本数7,300本）．現在は禁煙
- 中等度侵襲性歯周炎（罹病性高い）

## 初診（30歳）

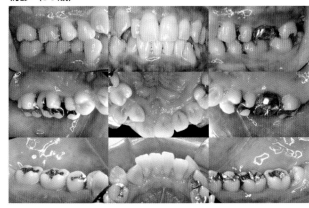

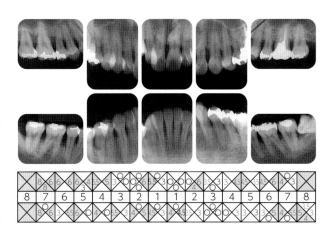

口腔内写真，X線写真の所見からプラーク，歯石などの沈着物は少ないが，それに見合わない歯槽骨吸収が起こっていることがわかる．年齢的なことも考慮すると，侵襲性歯周炎であると診断できる．もともとの罹病性の高さに加えて，若いころの喫煙も骨喪失を加速させたのではないかと考えられる

## メインテナンス（初診から13年6カ月後，43歳）

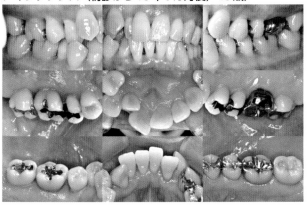

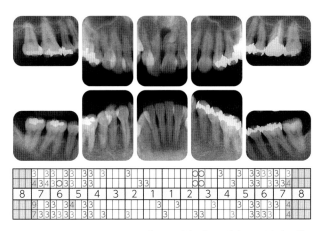

初診から12年経過時のX線写真から，歯槽骨は一応の安定を維持していると思われる．上顎正中埋伏過剰歯には注意が必要．初診から13年6カ月経過時のチャートと口腔内写真から，⌐7 の遠心はおそらく，かつて存在していたであろう水平埋伏智歯の影響で根面が露出したものと推測できるが，ポケットが残っており細心の注意が求められる

## Ⓐ　侵襲性歯周炎の患者さん

30歳ですでに中等度から重度の歯槽骨吸収を起こしていた患者さんである．歯周基本治療とメインテナンスの継続により，注意が必要な部位もあるが，歯周炎の進行は停止している．30歳の時点で歯周治療を受けなかったとしたら，いまごろどのような口腔内になっていただろうか？

# 歯根形態

## ① 歯根形態をイメージし，SRPを行おう

See! ➡ 3-29

X線写真とプロービングチャート

　SRPを実施するにあたっては，歯根形態の解剖学的特徴について十分に理解しておく必要があります（Ⓐ）．典型的な形態とX線写真所見を重ね合わせて，「ここには根分岐部病変があるはず」とか「ここは根面が陥凹しているはず」などと予測しながらプロービングすることによって，施術に直結したプロービングができるはずです．つまり，歯肉縁下の歯根形態や歯槽骨の形態を正確に把握することができれば，SRPが成功する確率はかなり高くなるのではないでしょうか．

　ただし実際の患者さんの歯の形態はさまざまです．教科書的な知識をベースにして，個々の歯の歯根形態を頭のなかで立体的にイメージできるようにつねにトレーニングしていきましょう．立体像が構築できてはじめて，SRPに使用するインスツルメント（キュレットの刃部の長さや彎曲，超音波スケーラーのチップ形態など）の選択や，それをどのようにしてポケット内に挿入し根面に当てるかなどの施術計画を立てることができます．

## ② 注意したいエナメル突起

　エナメル質の異常も，歯周炎の病態に大きく影響します．エナメル質には歯周組織との付着機構が存在していないため，エナメル突起のように歯肉縁下の深いところまでエナメル質が侵入しているとポケットが形成されてしまいます（Ⓑ）．そもそもは歯周病ではないのですが，そこから，本当に付着の喪失が起こっていくことがあります．

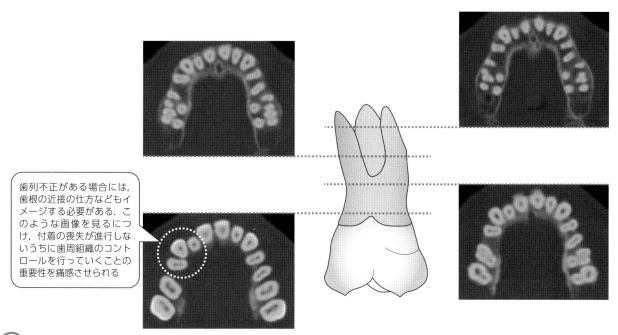

歯列不正がある場合には，歯根の近接の仕方などもイメージする必要がある．このような画像を見るにつけ，付着の喪失が進行しないうちに歯周組織のコントロールを行っていくことの重要性を痛感させられる

### Ⓐ 歯根の解剖学的形態

歯根断面の形態は，根尖側に近づいていくほど複雑になってくる（根分岐部や陥凹など）．つまり，付着の喪失が進むほど，ポケットの深さだけでなく歯根形態も施術を困難にする要因となる．また，歯根の形態（太さ・彎曲度）に応じて，キュレットを選択しなければならない

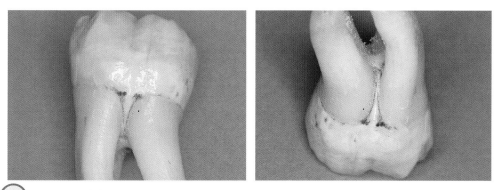

### Ⓑ エナメル突起

エナメル質が根分岐部にまで入り込んでいる．エナメル質には，歯根膜との付着機構がないため，感染を起こすと根分岐部病変へと進行する

# 歯周炎との鑑別が必要な病変

　X線写真で歯槽骨に透過像が認められたとしても，必ずしも歯周炎に罹患しているとはいいきれません．歯周炎との鑑別を要する状態としては，垂直性歯根破折とセメント質剥離，歯内−歯周病変があげられます．ほかの部位に付着の喪失が認められない患者さんで，メインテナンス中に急に深いポケットが出現した場合などには，まずこれらの病変を疑って診査します．

## 1 垂直性歯根破折，セメント質剥離

　セメント質剥離とは，セメント質の一部が何らかの理由で剥がれ落ちた状態のことです．付着の喪失も同時に起こります（A）．

　垂直性歯根破折では，破折線に沿って幅の狭いポケットが形成されます．完全破折していなければX線写真上で歯の形態的な異常を確認することは難しいです（B）．しかし歯槽骨には "halo lesion"（後光のような病変）とよばれる，歯根を取り囲むような透過像が認められることがあります．歯内療法の既往がある歯にこのような所見が認められた場合には，垂直性歯根破折が強く疑われます．

## 2 歯内−歯周病変

　歯内病変があり，排膿路としてポケットが形成された場合には，幅の狭いポケットが形成されます（C）．歯内−歯周病変で失活歯の場合には，まず歯内療法を行い，病変の応答を見きわめたうえで，必要に応じて歯周治療を進めていくようにします．ポケットがあるからといって不用意にSRPを先に行ってしまうと，もしそれが歯内病変由来のポケットであれば，治癒することのできた歯根膜を剥ぎとってしまうことになります．そうすると十分な治癒が起こらなくなってしまうので，慎重に対処しましょう．歯内療法の既往がない場合には，まず電気歯髄診（EPT）を行う必要があります．歯肉に瘻孔が認められる場合には，瘻孔からアクセサリーポイントを挿入し，X線写真を撮影して診断の一助とします．

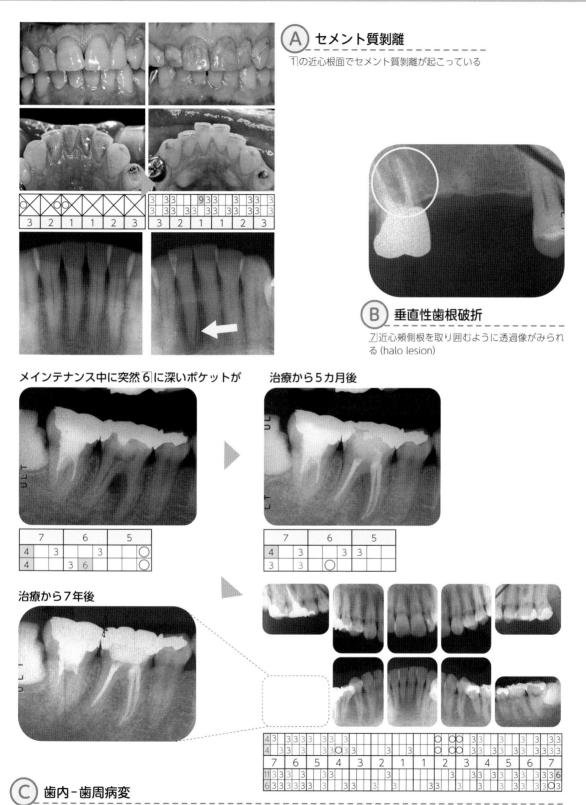

**Ⓐ セメント質剥離**

1⌋の近心根面でセメント質剥離が起こっている

**Ⓑ 垂直性歯根破折**

7⌋近心頰側根を取り囲むように透過像がみられる (halo lesion)

メインテナンス中に突然6⌋に深いポケットが

治療から5カ月後

治療から7年後

**Ⓒ 歯内-歯周病変**

6⌋の根分岐部に生じた歯内病変由来の透過像．歯内療法の既往がない歯であったが，EPTで歯髄の失活を確認し，歯内療法を行った．ほとんど付着の喪失がみられなかったにもかかわらず，突然深いポケットが出現した場合には，慎重な診査と診断が求められる

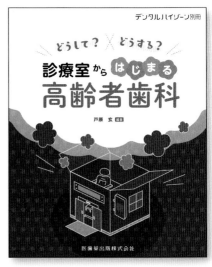

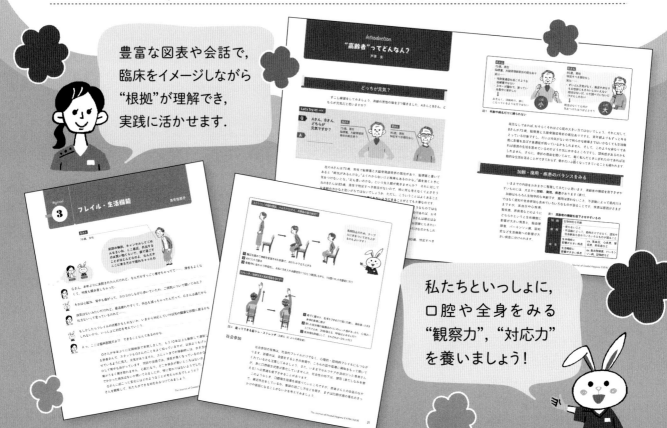

Chapter

3

# 歯周病の治療

これまでに勉強してきた内容と併せて，歯周治療にかかわる「問診」「ホームケア指導」「SRP」などのスキルアップを目指しましょう！　歯周基本治療からメインテナンスまで，歯科衛生士の腕の見せどころです．

問診
# サブカルテの利用

## ① 日常会話から有益な情報を！

　効果的に問診を行うためには，歯周病のリスク要因について最低限知っておくことが必要です．あとは，患者さんの生活習慣など，教科書的ではないリスクについてどのように聴きだすかが鍵になります．しかし，一回きりの定型的なインタビューで患者さんの背景を知ることは，とてもではありませんが無理です．あらたまった問診というかたちをとらなくても，何気ない患者さんとの会話から，すこしでも有益な情報に気づけるようにアンテナを張り巡らせておきましょう．

## ② サブカルテを利用しよう

　患者さんとの会話は，書き残しておくと，患者さんとの距離を縮め，信頼関係の構築に役立ちます（A）．筆者の診療室では，歯科衛生士も歯科医師も同一のサブカルテにその日の治療内容や会話，気がついたことなどを記載して，情報を共有しています．

　また，患者さんの家族関係や交友関係が把握できれば，家族や知り合いの患者さんとの会話からも何かわかるかもしれません．これには，診療室を構成しているすべてのスタッフの協力が必要です．そして，診療室としては，家族単位で患者さんとかかわっていけるよう働きかけることも大切です．

　このような工夫をしながら，一人ひとりの患者さんを深く知り理解していくことが，歯周治療のみならず，歯科治療の第一歩だといえます．

| Date | Problem No. | SOAP | 経過記録／処置 | 署名 |
|---|---|---|---|---|
| 2/3 | 初診 | S | 検診希望. | |
| | | O | chart $\frac{MIM}{MIM}$ 4~5mmポケット㈲. BOP (+) 歯肉腫張 | |
| | | | pc 1.5　※マージンプラーク(+) | |
| | | Tr | ※写撮. X-ray, chart, P治説, PMTc, PTc. | |

※ 3年振りに歯医者に来た。ずっと来ようと思っていたが、引っ越しなどがあってなかなか行けなく、どこの歯医者に行ったらいいか分からなかった。友達が通っているので教えてもらった。
※ 定期検診は受けたことないとのこと。治療のみ.
歯石除去もだいぶ前にしたが、それ以来全くしてない.
　　　　　　　　　　　(Ni: X-ray 説 only. TBI, SRP 1H)

これまでの歯科の利用の仕方などから，その患者さんの健康観や，どのような歯科医療を受けてきたかがわかる．家族関係や交友関係もわかる限り記載するように努めている

who?　No.
　　　　　さん?

| 2/27 | X-ray 説 | S | n.p | |
| | TBI | O | pc 1.5~2　※マージンプラーク(+) $\frac{2+2}{2+2}$ 濃染 | |
| | SRP | Tr | TBI: 歯ブラシの当て方, 角度, 動かし方について ) 指導 | |
| | | | ワンタフトブラシの当て方について 　　※ワンタフト | |
| | | | 電動歯ブラシ使用中. | |
| | | | ※染色, TBI, PMTc. SRP. | |
| | | | SC: $\frac{2+2}{2}$ (Li) ZS(+) | |
| | | | ※ 8|(D) 実質欠損(+) | |

歯科医師による治療の必要を認めた場合は，わかりやすく記載し，担当医に伝えている

　　　　　(Ni 8| CR 30分)
　　　　　(DH: 再評価, ⑤ 1H)

| 3/19 | 8| | Tr | Removal of carious dentin CR filling (D) ( Scot. B + DC ) | |
| 3/23 | | | Ⓒ | |

Ⓒ キャンセル情報についても記載している

当院では，歯科医師も治療内容や聞き出せた内容などについて同じサブカルテ内に記載している

| 4/11 | 再評価 (写) | S | n.p | |
| | | O | chart 改善傾向. 8|8 4mmポケット残る. | |
| | | | pc 1 $\frac{MIM}{MIM}$ マージンプラーク(+) $\frac{2+2}{2}$ プラーク(+) | |
| | | Tr | TBI: 歯ブラシの当て方 (電動ブラシ) について ) 指導 | |
| | | | ワンタフトブラシの当て方について | |
| | | | ※(写)リコールメニュー, F. | |
| | | | ※次回 4ヶ月リコールへ. | |

　　　　　(Ni: 8ヶ月リコール. 写と説 1H)

**Ⓐ サブカルテの一例**

サブカルテに，こう書かねばならないという決まったかたちはない．記入者がそれぞれに工夫してわかりやすく記載すればよい．ただし，自分だけがわかればよいのではなく，院内のほかのスタッフ (歯科衛生士のみではない) が読んでもわかるように意識することが大切である

# 口腔内写真の撮影

　口腔内写真をなかなか撮影できないという声をよく聞きます．理由はいろいろあろうかと思いますが，まず第一にすべての患者さんを撮影することにしておかなければ，口腔内写真は診療室に定着しません．興味のある症例だけを撮るとか，撮っても撮らなくてもよいということであれば，何かしら理由をつけて撮らないようになっていきます．口腔内診査の必須項目として口腔内写真を位置づけるようにしましょう．

　撮らない理由については，以下のようなことが考えられます．

## ① 患者さんへの遠慮

　これは「口腔内写真をどのように活用したらいいかわからない」という自信のなさ，あるいは口腔内写真の有用性を実感していないことからくるのだろうと思います．このような状態では，患者さんに理解されないかもしれないという不安が生じます．規格化した口腔内写真を見て，多くの患者さんは驚き，自分の口腔内についてよりよく理解するようになります．もちろん現状の説明も容易で効果的なものになります．自信をもって撮影してください．

　初回の撮影は，受診動機の一番高い初診時がもっとも受け入れられやすいです．何回か治療を行ってから「次回，写真を撮らせてください」とお願いしても，患者さんに「なぜ，いまさら？」と思われかねません．また，口腔内も初診の状況とは変わってしまっていて価値は半減し，「なぜそうなってしまったか」の論点が伝わりにくくなります．最初に撮影して，口腔内で何が起こったのかを説明してから治療を始めるのは，修復一辺倒ではだめなのだということを患者さんに感じてもらうために必須の手順なのです．

## ② 撮影している時間がない

　これを解決するためには，正しい撮影法を身につけることと，撮影前の準備を確実に行い短時間でむだなく撮れるようにすることです．習熟すれば3分で全顎の撮影が可能です（Ａ～Ｆ）．これを目標に練習していきましょう．3分で撮れれば，初診であっても，主訴の部分のＸ線写真の現像待ちの時間で撮影は完了でききます．

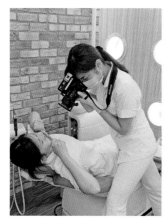

## Ⓐ まずフォームを固めること！

口腔内写真の撮影はスポーツといっしょで，正しいフォームを身につけることが大切．脇をしめて，上体がぶれないようなフォームを練習のなかでみつけだそう

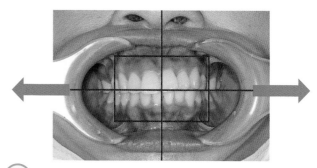

## Ⓑ 水平，垂直，中央を意識しよう

どの部位についても，「水平，垂直，中央」を意識しよう．歯列が斜めに写っていたり，上下，左右どちらかに偏っていたりする写真は，とても見にくく説得力に欠ける．口角鉤は真横かつやや前方に引く．写真は見えているとおりにしか撮れないことを肝に銘じておこう．ファインダーのなかに見えている像が，自分のイメージと異なるときにはシャッターを切らないこと！　ファインダーをのぞく前に，肉眼でイメージする像がそこにあることを確認しよう

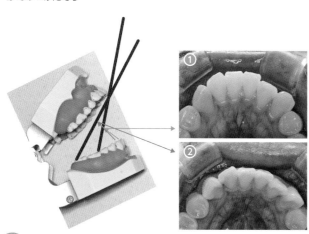

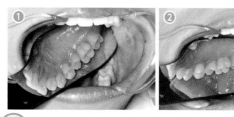

## Ⓓ 上顎臼歯部口蓋側の位置づけのポイント

ミラーを舌の上にただ置くだけでも，そこそこの位置づけになる（❶）．後は，ミラーの下端から下顎大臼歯を越えて舌側に入れ，ミラーを立てることがコツ（❷）．歯列はミラーの上下的中心に，ミラーと平行に入るように位置づけしよう

## Ⓒ ミラーの角度で情報量が変わる！

ミラーの入れ方しだいで，写真から得られる情報の量が大きく変わる．❷は切端方向からの像になってしまい，❶と比べて歯肉や隣接面などが見えにくくなっている

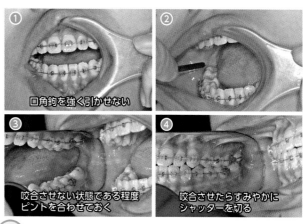

口角鉤を強く引かせない

咬合させない状態である程度ピントを合わせておく

咬合させたらすみやかにシャッターを切る

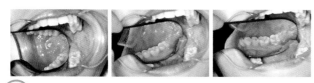

## Ⓔ 下顎臼歯部舌側の位置づけのポイント

患者さんには力まないように伝え，舌の動きに注意しよう．ミラーは舌根部をすくい上げ，喉のほうに向かって舌を押していくイメージで開いていく．ミラーの面がカメラのほうを向くほど撮影しやすい

## Ⓕ 臼歯頬側の位置づけのポイント

右側を撮影する場合は顔はやや右向きにしてもらい，ライトはミラーの延長線上から当たるようにする．ミラーを押し込みすぎると下顎枝の前縁をミラーの先端で圧迫してしまい，痛みを生じるので要注意．また，咬合時に噛みしめさせると，咬筋が盛り上がってきて，撮影しにくくなることがあるので，そっと歯と歯を接触させる程度にしてもらおう

# X線写真と
# プロービングチャート

## ① プロービングポケットデプスの 数値だけをみるのは危険！

　プロービングポケットデプス (PPD) が浅いからといって，付着の喪失がないということにはなりません．たとえば歯肉退縮が起こっているような場合が，これにあたります．また深いからといって，付着の喪失を起こしているともいいきれません．第二大臼歯の遠心など歯肉の厚みのある部位や，歯肉が腫脹あるいは増殖している場合には，付着の喪失がなくてもPPDの値が大きくなってしまいます．

　ただ数値を記載するだけではなく，口腔内所見やX線写真と対照させて，プロービングチャートを解釈していく作業が大切です（Ⓐ）．

## ② プロービングの結果を確認しよう

　実際にプロービングの結果の妥当性を確認する作業は，アナログのX線写真の場合には，定規を使います．X線写真に薄いながらも写っている歯肉のラインから歯槽骨頂までの距離を計測します．デジタルX線写真の場合には，コンピュータのソフトウェアに長さを計測するツールがついているはずです．この作業はすべての部位に行う必要はないでしょうが，プロービングチャートとX線写真などをつき合わせて食い違いが感じられたときには，実施するとよいでしょう．また，X線写真も平行法，あるいは可及的にそれに近い角度で撮影することが必須で，撮影時の位置づけが非常に重要です．

See! ➡ 2-16

X線写真

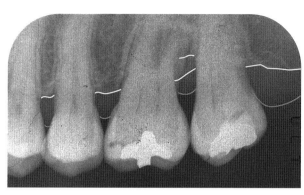

歯槽骨頂の高さ

歯肉の高さ

| | | | | | | | | | | | |
|---|---|---|---|---|---|---|---|---|---|---|---|
| | ○ | 3 | | | 3 | | 5 | 4 | | | 3 |
| 3 | ○ | 3 | | | 3 | | 6 | 4 | | | 3 |
| 4 | | | 5 | | | 6 | | | 7 | | |

赤字・赤丸：BOP（＋）
PPD2mm 以下は空欄

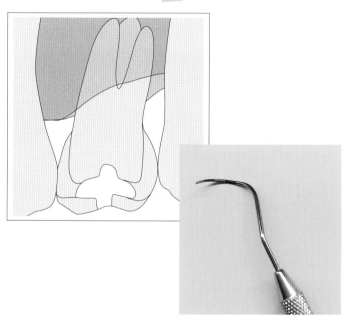

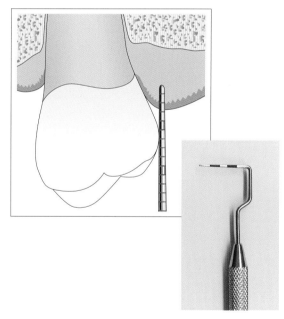

⌊6⌋7 間のように歯槽骨頂（黄線）が2本に見える部位は，頬側と口蓋側の歯槽骨頂の高さが異なっていることを表している（ただし，頬側，口蓋側のどちらの歯槽骨頂が高い位置にあるかは，X線写真からでは判断できない）．また，⌊6⌋遠心，⌊7⌋近遠心には根分岐部病変が存在する可能性があるため，ファーケーションプローブを使用して確認する必要がある

X線写真とプロービングチャートを見比べると，⌊7⌋遠心はプローブが歯軸に沿って挿入されずに，PPDが浅めに測られているようにも思われる．異なる形態のプローブを使用したほうが正確な値を得やすい場合もある

Ⓐ X線写真とプロービングチャート
上顎左側臼歯部のX線写真とプロービングチャート．赤線が歯肉の高さ，黄色線が歯槽骨頂の高さを示している

# ホームケアの向上①
# 歯肉縁上のプラークコントロール

ホームケアの目的は歯肉縁上プラークの除去です．歯肉縁上プラークは齲蝕の直接的な原因となりますが，当然のことながら歯周病にも影響します．

See! ⇒ 1-6, 1-7, 1-8
歯周病原性細菌

歯肉縁上プラークと歯肉縁下プラークは別個に存在しているのではなく，連続性があります．歯肉縁上プラークが蓄積し厚みを増すと，プラーク内の環境が嫌気的に変化していき，歯肉縁下プラークも蓄積しやすくなります．

さらに，歯肉縁上プラークは歯肉炎の原因となります．歯肉に炎症が起こると，出血や歯肉溝滲出液が増加し，これらは歯周病原性細菌の栄養源となります．このような機序で，歯周病原性細菌の増殖に有利な環境ができあがってしまいます．

See! ⇒ 1-8
生態学的プラーク仮説

歯肉縁上プラークと歯肉縁下プラークの成熟パターンをみてみると，両者はとても似ています（A）．プラークは，縁上から縁下へ広がっていくと考えられます．つまり，縁上プラークが少ない状態を維持することが，縁下プラークを増加させないばかりか，縁下プラークの病原性を高めないためにも重要だといえます．

参考文献

1) Uzel NG, Teles FR, Teles RP, et al.：Microbial shifts during dental biofilm re-development in the absence of oral hygiene in periodontal health and disease. *J Clin Periodontol*, **38**（7）：612-620, 2011.

**❶歯肉縁上**

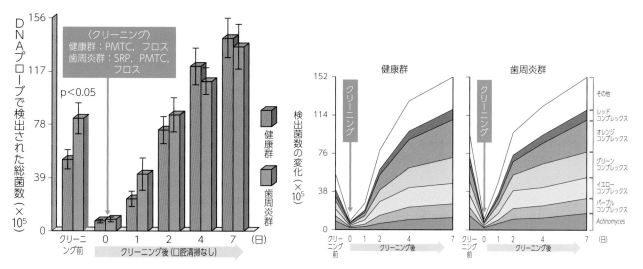

クリーニング後は健康群，歯周炎群の間に総菌数の有意な差は認められず，菌数の増加パターンも類似していた．また菌種の割合もほぼ同じである

**❷歯肉縁下**

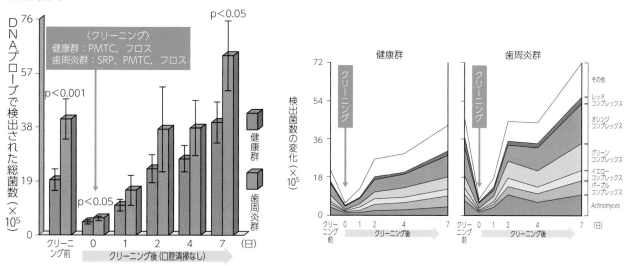

歯周炎群では歯周ポケットが存在しているため，検出される菌数は健康群よりも多く，クリーニング後7日目では有意な差が生じていた．増加パターンは両群で類似していて，2～4日の期間は横ばいか減少傾向を示し，その後，7日目まで急激に増加していた．この時期には，オレンジコンプレックスとグリーンコンプレックスの増加が顕著である．その理由は明らかではないが，歯肉縁下の環境（嫌気性，栄養，pHなど）の変化がもたらされたのではないかと推測される

**Ⓐ 口腔清掃を中止したときの，歯肉縁上プラークと歯肉縁下プラークの経時変化**

専門家によるクリーニング後，口腔清掃を中止したときの歯肉縁上プラークと歯肉縁下プラークから検出される総菌数（左図）と細菌叢を構成する菌種の割合（右図）について，「歯周組織が健康な群」と「歯周炎に罹患している群」で比較した．サンプルの採取は，クリーニング前，クリーニング直後，クリーニング後1日目，2日目，4日目，7日目に行われた．健康群，歯周炎群のいずれも歯肉縁上，縁下の両方で，クリーニング後2日目には，総菌数はクリーニング前とほぼ同じになっていた（文献1）より引用）

# ホームケアの向上②
# 補助的清掃用具

ホームケアでは歯ブラシ以外にも補助的な清掃用具を使用してもらうことがあります.

## ① 歯ブラシ vs 電動歯ブラシ

近年,電動歯ブラシ(A)がかなり普及してきました.電動歯ブラシは手用歯ブラシに比べてプラークを効率的に除去できることが示されています.しかし,ブラシの毛先が適切に歯面に当たっていなければ,プラークを除去できないのは手用歯ブラシと同じです.電動歯ブラシを使用している患者さんには,使用している製品を用いてTBIを行いましょう.

## ② 歯間部清掃用具

代表的な歯間部清掃用具はデンタルフロスと歯間ブラシです.歯間乳頭が歯間空隙を満たしている場合には,デンタルフロスで十分な清掃効果が期待できます.しかし,歯間乳頭が退縮している部位において,プラーク除去と歯肉の炎症抑制の効果に関してデンタルフロスと歯間ブラシを比較すると,歯間ブラシのほうが優れていることが研究から示されています.この場合のデンタルフロスの役割は,コンタクト部のプラークを除去し,齲蝕病変の発生を防ぐことにあります.

## ③ ワンタフトブラシ

歯ブラシなどがどうしてもうまく当てられないような部位に対しては,ワンタフトブラシ(B)が有効なことがあります.臼歯部の歯間部,下顎臼歯部舌側歯頸部,叢生の部位,矯正中の患者さんのブラケットの歯頸部側などに効果的です.歯ブラシとうまく組み合わせることで,ホームケアの質が向上することも少なくありません.

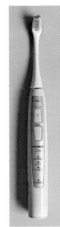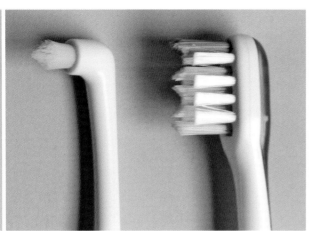

## Ⓐ 電動歯ブラシの一例

伊藤歯科クリニックで，電動歯ブラシの使用を希望する患者さんに勧めている電動歯ブラシ（プリニア スリム／ジーシー）．毛束が音波振動するタイプ．オーバーブラッシング対策にも効果がある．電動歯ブラシといえども，毛先が適切に歯面に当たらなければ効果はない．他のタイプを使用している患者さんには，それを持参してもらいTBIをしている

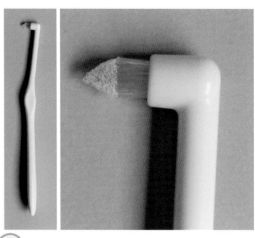

## Ⓑ ワンタフトブラシの一例

ワンタフトブラシは，小回りがきき，歯肉にも外傷的な力を加えにくいのではないかと考えている．写真はミクリン（Ciメディカル）

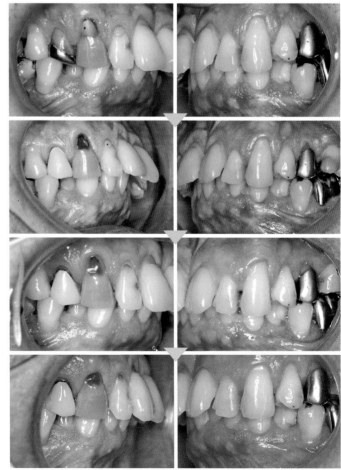

### 2006年10月
初診時51歳，男性

### 2008年1月
3|の充塡物が脱離していたが，慢性病変であること，ホームケアで管理しやすい部位であること，患者さん自身が審美的に気にしておらず特に修復を望まなかったことなどを考慮して，わずかな形態修正とフッ化物塗布で経過観察

### 2012年7月
3|は光沢がでるほどブラッシングされている．もともと歯肉の退縮傾向があり，オーバーブラッシングに注意が必要．|3の歯肉はめくれあがったような形態がはっきりとわかる

### 2016年8月
ブラッシング圧の改善により，3|3 の歯肉退縮が回復してきている

## Ⓒ 歯肉退縮の改善

オーバーブラッシングは，歯肉退縮や知覚過敏などを引き起こす．ブラッシング圧が適切になれば，歯肉の形態回復が期待できるが，オーバーブラッシングを修正するのはとても難しい．患者さんは頑張っているのだから，それにブレーキをかけようとしてもうまくいかないことも多い

# 歯周基本治療の準備①
# シャープニング

## ① シャープニングの基本

　きちんとシャープニングされたキュレットを使うことにより，根面の感覚が伝わりやすくなり，SRPの精度があがります．また，むだな力をかけずにすむため，患者さんや術者の疲労が軽減し，操作時間の短縮につながります．「シャープニングができていないと，絶対にSRPもできない」ということを肝に銘じて，基本のシャープニングの腕を磨きましょう．

　キュレットのシャープニングでは，カッティングエッジの角度を70～80°に保つために，フェイス（内面）とストーンの内角が100～110°になるよう設定することが原則です（A）．その際，ユニバーサルキュレットとグレーシーキュレットでは，第1シャンクに対するフェイスの傾きは異なるため注意が必要です．

　シャープニングにおいて大切なのは，刃部の原型維持です．かかと部分も忘れずに削り，刃先がとがらないように注意して，均等にカッティングエッジをつくります．さまざまなシャープナーやストーンがありますが，原則を踏まえて使用しましょう（B）．ルーペできちんと見て，カッティングエッジの端から端まで仕上げます（C）．

　最終的には，テストスティックにつま先部分からかかと部分までしっかり引っかかるか確かめてみましょう（D）．

　異なる角度でシャープニングを行うと，面が複数できてしまうため，1つのキュレットを同じ人がシャープニングすることが望ましいです．

## ② 細くなったキュレットの活用

　シャープニングにより細くなったキュレットは，ルートプレーニングや入口の狭いポケットに使用します（E）．ただし，細くなりすぎたキュレットを圧をかけて操作すると，キュレットの刃先が折れるおそれがあるため注意が必要です．

❶ ユニバーサルキュレット

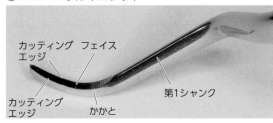

カッティング　フェイス
エッジ

カッティング
エッジ　　　　かかと

第1シャンク

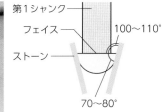

第1シャンク
フェイス
ストーン

100〜110°

70〜80°

## Ⓐ キュレットの構造と シャープニングの原則

ユニバーサルキュレット (両刃, ❶) とグレーシーキュレット (片刃, ❷) は, 第1シャンクに対するフェイス (内面) の傾きは異なるが, どちらもカッティングエッジの角度を70〜80°に保つために, シャープニングではフェイスとストーンの内角が100〜110°になるよう設定する

❷ グレーシーキュレット

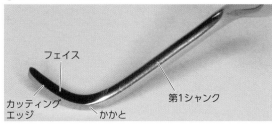

フェイス

カッティング
エッジ　　　　かかと

第1シャンク

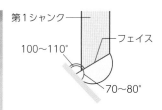

第1シャンク
フェイス
100〜110°

70〜80°

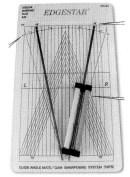

## Ⓑ シャープナーの一例

エッジスターシャープニングセット (白水貿易), フリーハンドでシャープニングを行うよりも, ガイドを用いると容易にできる

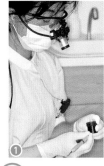
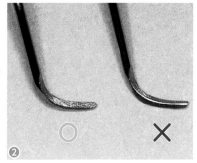

## Ⓒ 視覚による確認

❶ルーペを使用すると見えやすい, ❷カッティングエッジが鈍い場合は, 光が反射して白い線が見える (右)

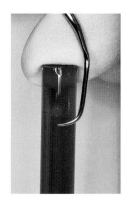

## Ⓓ テストスティック

反射光がなくてもひっかからないことがあるので, テストスティックにて最終的なチェックを行う

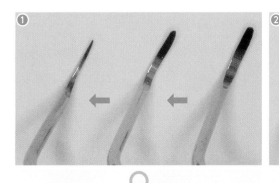

○　　　　　

## Ⓔ シャープニングによる刃部の変化

❶原型を維持し, 段階的に細くなった同一キュレット
❷原型が維持できず, 先がとがってしまっている

# 歯周基本治療の準備②
# 事前のシミュレーション

まずは顎模型や抜去歯を用いて，直視して歯石除去，ルートプレーニングをできるようになりましょう．自分のスキルに合わせて，次に歯肉縁下部分を隠した状態での練習を行います．場合によっては，先に歯石を除去した抜去歯でルートプレーニングを練習し，滑沢な（平滑な）根面を手に覚えさせることも有効です．滑沢な根面のイメージをもっていると，盲目下でも感覚をつかみやすいです．ルートプレーニングを行う直前に，その部位を想定して模型練習を行うとより効果的でしょう．

## シミュレーション❶

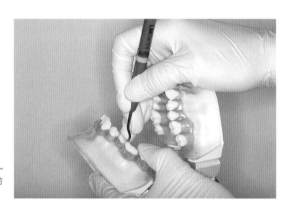

Ⓐ **顎模型を用いた練習**

近歯への固定の置き方，歯列におけるキュレットワーク，対合歯を想定したアプローチの方法などを確認

## シミュレーション❷

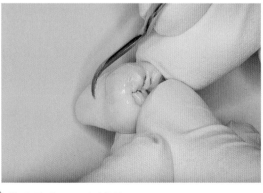 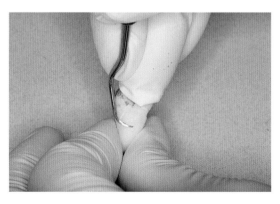

Ⓑ **抜去歯を用いた練習**

以下のようなさまざまな感覚を確認する

①歯石はキュレットで触れるとどのような感触なのか

②歯石はどのくらいの力ではじかれるか，塊で取れるのか，薄く残りやすいのか，といった歯石除去の感覚
　（抜歯後時間の経った歯石は口腔内に存在していたときより硬くなるので考慮が必要）

③エナメル質のような滑沢な根面をつくりあげるには，どのような力やストロークが必要なのか，といったルートプレーニングの感覚

### シミュレーション❸

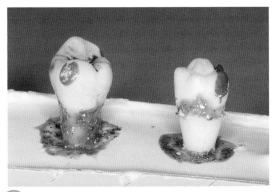
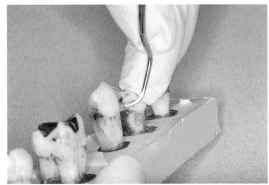

#### Ⓒ 刃先を根面に沿わせる練習

根面に刃先を沿わせて，根面に塗ったマニキュアをはじいていく．刃先がずれていかないように注意し，ストロークをオーバーラップさせる

### シミュレーション❹

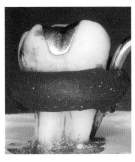
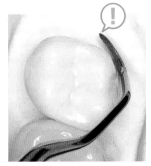

#### Ⓓ Ⓒを目隠しして行う練習

ワッテやユーティリティーワックスなどで術者から見えない状態をつくる．終了後には，マニキュアが全部除去できているかを確認する

キュレットのかかととでも，マニキュアは剝がれるため，できれば第三者に刃先がずれていないかを確認してもらうとよい

### シミュレーション❺

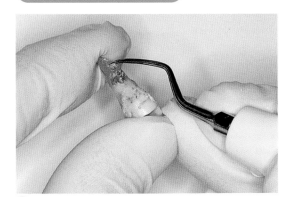

#### Ⓔ 超音波スケーラーの確認

超音波スケーラーを実際に当ててみて，どのくらいのパワーで歯石が除去できるか，などを確認する

### シミュレーション❻

#### Ⓕ 歯根形態の触知の練習

抜歯直前に根の形態をプローブで把握し，抜歯した後，イメージした形態と実際の形態とのギャップを確認する

# SRP①
# キュレットワークの基本

## ① キュレットの種類と固定

🔍 See! → 3-33

事前のシミュレーション

　基本となるグレーシーキュレット，ユニバーサルキュレットに加えて，ミニタイプなど特殊な形のキュレットは何十種類もありますが，臨床でおもに用いるキュレットは2～5種類程度でしょう．まずは基本のキュレットをしっかり使いこなせるように練習しましょう（A～C）．

　固定は，基本的には近歯に，状況に応じて対合歯や口腔外に置きます（D）．口腔外に固定を置くのは楽ですが，力を加えにくいので，できる限り近歯に置くことが大切です．

## ② スケーリング

　歯石の端をとらえ，上下のみでなく，左右や斜めにも動かします．ストロークを行う際は，キュレットを指で引き上げることが大切です（E）．

　歯面を近心，遠心，頬側，舌側に完全に分けて考えると，隅角部に取り残しができてしまうため，オーバーラップするように操作します．当てにくいときには，患者さんに顔を傾けてもらうと刃部を歯面に当てやすくなることもあります．超音波スケーラーで歯石をあらかた除去していれば，圧力をかける操作は少なくできます．一方，過剰にキュレットを当ててしまうと，根面に傷をつけ，知覚過敏の症状が出ることがあり，歯周ポケットの治りも悪くなります．

　また，辺縁歯肉を傷つけると，歯肉退縮が起こります．歯肉を傷つけないように，キュレットの刃先を根面から離さないことが大切です．キュレットのかかとが離れる場合は，刃部の短いミニタイプのキュレットを選択します（F）．ミニタイプのキュレットは圧が集中しやすく，扱いに注意がいります．

## ③ ルートプレーニング

　ルートプレーニングは，カッティングエッジをくいこませず，軽い力で行います．ポケット底部まで根面全体を滑沢に仕上げることが大切です．スケーリングとルートプレーニングは，使う器具は同じでも，①スケーリングは歯石を除去する瞬間だけ力を入れて，ストロークを短く，②ルートプレーニングは軽い力で，長いストローク，と区別して操作する必要があります．ガラスのような滑沢な根面に仕上げます．

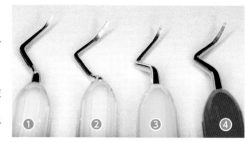

## Ⓐ 当院で使用している基本のキュレット

根の丸みに刃先ができるだけ沿いやすいものを選択する
❶グレーシーキュレット13/14ミニ．遠心や舌側，根分岐部の遠心などに用いる
❷グレーシーキュレット13/14AF．大臼歯遠心に用いる
❸ミニマッコール13S/14S．丸みのある根の近心，遠心，舌側，頬側，根分岐部など多岐にわたって用いる
❹ユニバーサルキュレットコロンビア大学型4R/4L．隅角部に沿いやすく，大臼歯遠心以外に用いる．1本で多くの部位に対応できる

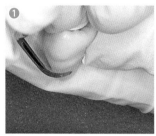 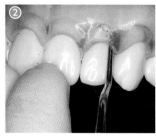 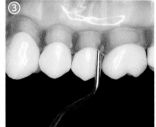 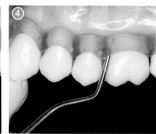

## Ⓑ ユニバーサルキュレットの当て方

❶刃部が丸みをおびており，根面に沿いやすい
❷〜❹前歯部（❷），小臼歯部（❸），大臼歯部（❹）など，大臼歯の遠心以外に適応可能

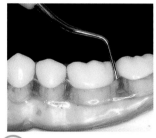

## Ⓒ グレーシーキュレットの当て方

グレーシーキュレット13/14を大臼歯遠心に適応

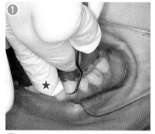 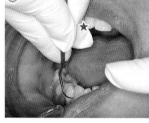

## Ⓓ 固定の置き方

近歯（❶）や対合歯（❷）に固定（★）を置けるよう練習する

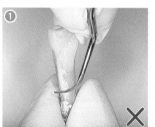 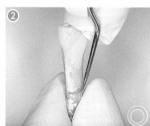

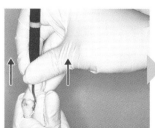 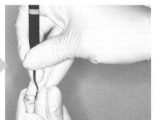

## Ⓔ ストロークの方法

固定を動かさず，指の力で引き上げている．固定の軸も倒していない

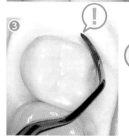

## Ⓕ キュレット操作の注意点

❶細い根では，刃先が飛び出してしまう，❷この場合，ミニタイプのキュレットを選択する，❸刃先が歯に沿わず飛び出している．刃先は絶対に歯面から離してはいけない

# SRP ②
# 超音波スケーラーの応用

うまく使えるようになると，超音波スケーラーだけでほとんどの歯石が除去できます．キュレットの消耗が少なくなり，術者だけではなく患者さんの負担を大幅に減らすことも可能です．うまく活用しましょう．

## ① チップ

パワーやチップを変えて用いれば，歯石除去だけでなく，歯肉縁下のイリゲーションにも使用できます．エッジ（刃）があるものとないものや，プローブ型のもの，曲型のものなど，さまざまな種類のチップがあります（A～C）．エッジのついたチップは根面を傷つけやすいので，とても硬くて頑固な歯石以外にはエッジを立てすぎないことが大切です．

## ② 歯周基本治療時

当院では，超音波スケーラーであらかた歯石を除去し，残ったざらつきをキュレットで取って，根面を平滑化していきます（D）．超音波スケーラーを有効に用いることで，手首の負担を軽減させ，時間の短縮を図れます．長く歯科衛生士を続けるためには必須です．

パワーは，小さめから始め，歯石が取れるまで徐々にあげていきます．歯石の端をつつくように上からすこしずつ崩したり，下からひっかけて歯石を崩したりします．ときどきプローブで，歯石や根面を確認しながら進めることが大事です．弱いパワーでも超音波による刺激で知覚過敏を訴える患者さんの場合，手用スケーラーに切り替えるなど，無理のない範囲の使用にとどめます．

## ③ メインテナンス時

メインテナンス時には，ポケット内のイリゲーションおよび再沈着した歯石の除去を行います．イリゲーションには，エッジのないチップを使用し，パワーは見えているプラークが除去できる程度が目安です（C）．そして根分岐部には曲型のチップを使用します（E）．

細かなざらつきや出血が多く，不良肉芽組織の存在を感じる場合は，超音波スケーラーだけでなくキュレットを用い仕上げます．

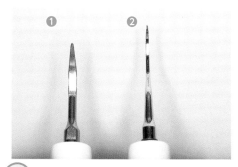

### A　チップの太さ

❶歯肉縁上歯石を除去する際は，太いチップを用いる
❷歯肉縁下歯石は，キュレットのように細いチップで除去
する

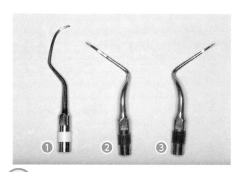

### B　当院で歯石除去に用いるチップ

❶のチップで大臼歯近心以外ほぼ全顎の歯面に当てられ
る．❶では到達不可能な部位や深いポケットには❷❸を使
用．URMペリオハードチップ H3（❶）・H4R（❷）・H4L
（❸）（白水貿易）

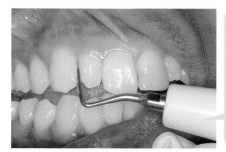 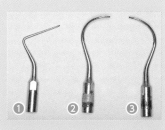

### C　ポケット内のイリゲーション

エッジのないプローブ型のチップを用い，ポケット
内をまんべんなく洗浄していく．曲型のものや，太
さ，長さもさまざまなタイプがある．基本は❶を使
用している．B.D.R.チップ TK1-1S（❶）・TK2-1R
（❷）・TK2-1L（❸）（白水貿易）

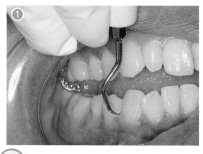 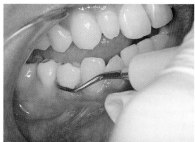 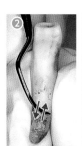 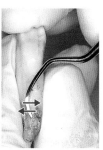

### D　チップの当て方

垂直にも水平にも当てられる．カーブをうまく利用しフィットさせる（❶）．圧力をかけすぎずに，歯石を端から崩す（❷）
（URMペリオハードチップ H3 を使用）

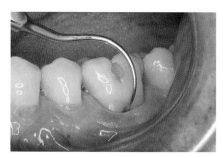 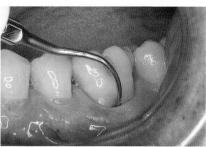

### E　根分岐部へのアプローチ

曲型のチップは根分岐部にスムーズに沿うた
め挿入しやすい．ポケット内の近遠心，天蓋
を洗浄する（B.D.R.チップ曲型を使用）

# Chapter 3

## 36 不良肉芽組織

### ① 不良肉芽組織とは……

　歯周病により抜歯になった後，抜歯窩を搔爬したときに出てくる，モヤモヤした炎症性の組織が「不良肉芽組織 (肉芽腫様組織：Granulomatous Tissue)」です ( A )．*P.gingivalis* などの代表的な歯周病原性細菌は，歯周ポケット内にとどまらず，容易に歯肉上皮細胞に侵入し，歯周病の悪化を招く原因になります ( B )．

　不良肉芽組織が存在するか否かの判断基準は，以下のとおりです．

- X線写真やプロービングから骨縁下ポケット (垂直性の骨欠損) が確認されるとき
- 歯周基本治療後に，歯石の取り残しがないにもかかわらず，軽くプローブを入れるだけで異常に出血するとき ( C )
- 宿主の抵抗力が弱く，細菌に対する感受性が高い (薄くデリケートな歯肉であることが多い) 場合　など

### ② 不良肉芽組織は除去すべき！

　歯周病原性細菌の巣窟である不良肉芽組織を取らず，根面に対するアプローチだけでは，感染源を除去したとはいえません．不良肉芽組織を機械的に除去することで，歯周病の進行をくいとめるのみならず，場合によっては骨の再生が期待できます ( D ， E )．過去に不良肉芽組織の除去の必要性について，いろいろと議論されてきましたが，現在は不良肉芽組織が歯周病の進行や再発に大きく影響する因子として認識されています．歯周病は口腔常在細菌による日和見感染であるため抗菌薬を使って一時的に押さえ込めたとしても，いずれ再発してしまいます．

　不良肉芽組織は，その存在だけで十分に歯周病を悪化させる原因となります．皆さんは，治らない歯周病を難治性と位置づけて諦めていませんか？　そういったケースのなかには，不良肉芽組織を除去することで，治癒に導けるものがあるかもしれません．

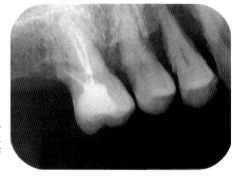
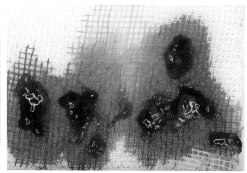

**A 不良肉芽組織**

歯周病が原因で保存不可とされた
4|の抜歯窩から，大量の不良肉芽
組織が出てきた

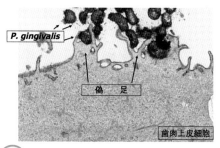
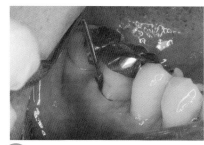

**B P.gingivalis の歯肉上皮細胞への侵入（透過顕微鏡像）**

*P.gingivalis* が歯肉上皮細胞に付着すると，歯肉上
皮細胞は偽足を形成して細菌に巻きつけ，細胞内
へと細菌を取り込む（大阪大学大学院予防歯科学分
野・天野敦雄教授のご厚意による）

**C 出血量や出血のスピードを確認する**

あふれるような出血の場合は，不良肉芽組織が存在する可能性が高い

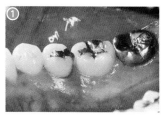
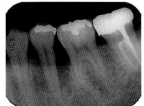
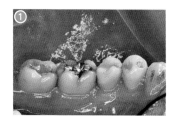
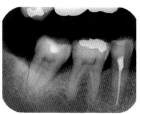
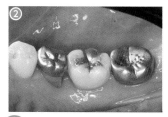
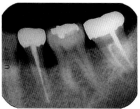
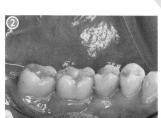
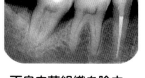

**D 歯肉縁下歯石はなく，垂直性の骨吸収がある部位の不良肉芽組織を除去したケース**

❶5|の遠心から多量の不良肉芽組織を除去した，❷定期的なメインテナ
ンスにより，10年間，歯周病の再発は認められない

**E 歯肉縁下歯石はないが，不良肉芽組織を除去しなかったために歯周病が悪化したケース**

❶定期的なメインテナンスを行っていたが，7|の近心は毎回BOP（+）
で，ディプラーキングを行い様子をみていた，❷介入の時期を誤り，10
年後には不良肉芽組織が増殖し，歯周病の進行を許してしまった

# Chapter 3
## 37 再評価

歯周基本治療で一通りSRPが終了してから，再評価を行います．再評価の時期は，SRP終了後3週間ほどは空けるほうがよいです．再評価では，口腔内写真を撮影し，プロービングチャートを記載，必要に応じてX線写真を撮影します．

**See! → 2-16**
X線写真

X線写真は歯石の沈着が多かった症例などで，取り残しがないかを確認するために撮影するようにしています．この場合，咬翼法で撮影することも少なくありません．

口腔内写真の観察は特に重要で，プロービングチャートの数字などには現れにくい歯肉の発赤やプラークの付着状況について評価して，患者指導や追加の処置の計画立案に役立てます（A）．もちろん患者さんには，初診時の写真と比較して見ていただき，改善を実感していただくと同時に，ホームケアでの注意点，メインテナンスの重要性などについてお伝えしています．

自分の予想どおりの結果が得られなかった部位については，なぜなのかを考えることがスキルアップにつながっていくはずです．

再評価後，必要な処置を施してから，メインテナンスへと移行していくのが歯周治療の流れです．メインテナンスのなかでは，再評価を繰り返していくことになります．プロービングは毎回行います．その結果を，時間経過とともに変化の傾向として把握しておくことも意味のあることです（B）．

**See! → 2-20**
プロービング情報と疾患の活動性

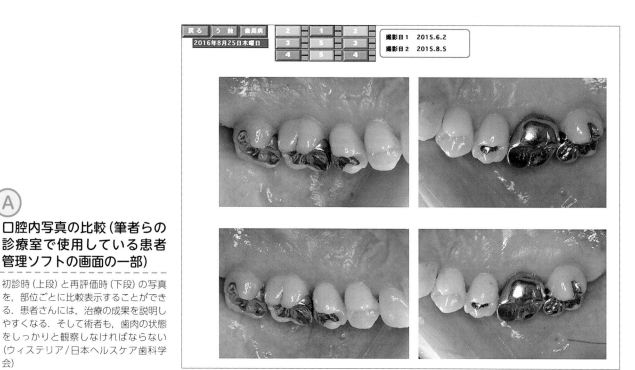

戻る　う 蝕　歯周病

2016年8月25日木曜日

| 2 | 1 | 2 |
| 3 | 5 | 3 |
| 4 | 5 | 4 |

撮影日1　2015.6.2
撮影日2　2015.8.5

## Ⓐ 口腔内写真の比較（筆者らの診療室で使用している患者管理ソフトの画面の一部）

初診時（上段）と再評価時（下段）の写真を，部位ごとに比較表示することができる．患者さんには，治療の成果を説明しやすくなる．そして術者も，歯肉の状態をしっかりと観察しなければならない（ウィステリア/日本ヘルスケア歯科学会）

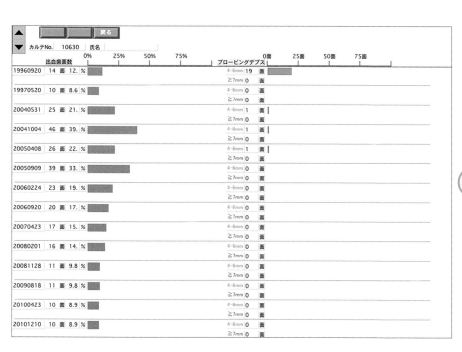

カルテNo.　10630　氏名

| 日付 | 出血歯面数 | | 4~6mm | ≧7mm |
|---|---|---|---|---|
| 19960920 | 14 面 | 12. % | 19 面 | 0 面 |
| 19970520 | 10 面 | 8.6 % | 0 面 | 0 面 |
| 20040531 | 25 面 | 21. % | 1 面 | 0 面 |
| 20041004 | 46 面 | 39. % | 1 面 | 0 面 |
| 20050408 | 26 面 | 22. % | 1 面 | 0 面 |
| 20050909 | 39 面 | 33. % | 0 面 | 0 面 |
| 20060224 | 23 面 | 19. % | 0 面 | 0 面 |
| 20060920 | 20 面 | 17. % | 0 面 | 0 面 |
| 20070423 | 17 面 | 15. % | 0 面 | 0 面 |
| 20080201 | 16 面 | 14. % | 0 面 | 0 面 |
| 20081128 | 11 面 | 9.8 % | 0 面 | 0 面 |
| 20090818 | 11 面 | 9.8 % | 0 面 | 0 面 |
| 20100423 | 10 面 | 8.9 % | 0 面 | 0 面 |
| 20101210 | 10 面 | 8.9 % | 0 面 | 0 面 |

## Ⓑ プロービング結果の変化の把握（筆者らの診療室で使用している患者管理ソフトの画面の一部）

左はBOP（+）の部位の比率．右は4~6mm，7mm以上のポケットの部位の比率が棒グラフで示されている．患者さんの状態把握の一助となる（ウィステリア/日本ヘルスケア歯科学会）

Chapter
3
38

# 抗菌薬の応用

##  細菌性沈着物（プラークや歯石）の除去が第一

　歯周治療における抗菌薬の使用については，「局所投与」と「全身投与」があります．

　そもそも抗菌薬による治療というのは，通常であれば存在していないような細菌が体内に侵入した結果として疾患を発症した場合（外因感染）に，その病原菌を駆逐して健康を取り戻すという発想です．

　しかし，歯周病は外因感染ではなく，常在細菌による日和見感染的な性質をもっており，抗菌薬，特に全身投与の対象とはなりにくいと考えます．また，歯周病原性細菌がバイオフィルムという存在様式で根面に付着していることから，ポケット内に抗菌薬を入れることよりも，根面の細菌性沈着物の除去が第一であることは容易に理解できます．

　抗菌薬によってポケット内の歯周病原性細菌が減ることには，メリットがあるといわれるかもしれません．しかし，抗菌薬に頼らなくても非外科的なSRPによりポケット内の歯周病原性細菌は減少します（ A ）．局所的な抗菌薬の利用は，せいぜい急性発作時に限定すべきで，沈着物除去の不備を抗菌薬でごまかすことがないようにしたいと思っています．

　抗菌薬によって一時的に病原性を減らすことができたとしても，根絶は不可能で，生き残った病原性細菌は，生育環境によってはまた増殖し，宿主の抵抗力を上回る攻撃力を示す可能性もあることを忘れてはいけません．

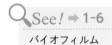

See! ➡ 1-6

バイオフィルム

## 初診（36歳）

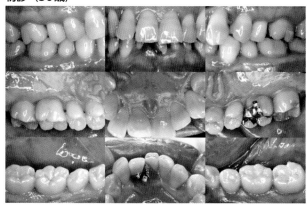

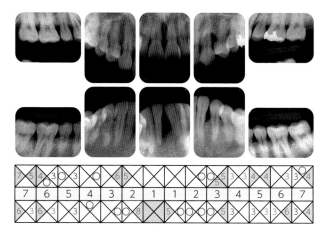

初診時36歳の男性．下の前歯の歯ぐきの腫れを訴え来院．1は数日前に自然脱落した．プラークの量は少ないが，X線写真では歯石の沈着も認められないにもかかわらず，大きな歯槽骨吸収が起こっている．年齢やこれらの所見から侵襲性歯周炎と診断した．6|6の遠心には6mmのポケットがある．この部位のSRP後の評価はポケット内の細菌検査を併用することにした

## 再評価（初診から4カ月後）

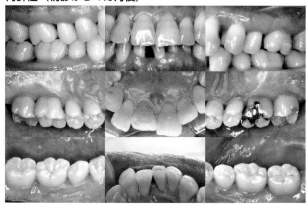

| A. actinomyce-temcomitans | PCR検出 | (−) | | A. actinomyce-temcomitans | PCR検出 | (−) |
|---|---|---|---|---|---|---|
| P. gigivalis | PCR検出 | (−) | | P. gigivalis | PCR検出 | (−) |
| T. forsythia | PCR検出 | (−) | | T. forsythia | PCR検出 | (−) |

SRPによく反応した．6|6の遠心のポケットは浅くはなったが，BOP（＋）の状態で，3種類の歯周病原性細菌について細菌検査を行った結果，3菌種とも検出限界以下になっていた

## メインテナンス（初診から5年後）

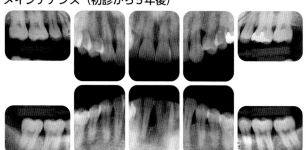

初診から約5年後のX線写真．メインテナンスにも応じており，歯槽骨も安定してきている

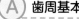 **歯周基本治療（SRP）が歯肉縁下の歯周病原性細菌に与える影響**

特に抗菌薬を使用しなくても，根面の細菌性沈着物を除去することで病原性細菌は減少し，歯周組織は安定に向かうと考えられる

# 非外科処置と外科処置

## ① 感染除去のための歯周外科処置

　ここでいう歯周外科処置というのは，補綴前処置的な審美目的で行われる歯周形成外科ではなく，あくまでも感染除去を目的とした処置のことです．このような外科処置は，歯の形態などの理由で非外科処置では感染（歯石，プラーク，不良肉芽組織など）が完全に除去できない場合に行います（**Ａ**）．すこしだけ歯肉を剥離し，直接目視下で施術するわけです．当然ながら，非外科処置の技術が高いほうが，外科処置の頻度は低くなります．「ポケットが何mmだから，外科処置をしなければならない」ということではなく，何らかの理由で感染のコントロールがうまくいかないときに外科処置を考慮します．

## ② 歯周組織再生療法

　近年では，再生療法についての論文や報告もよくみられます．この術式は，失われた歯周組織の再生が目的ですから，感染除去を目的とする術式とは同列に論ずることはできません．非外科処置でも骨の状態は改善しますが，再生療法によって抜歯を免れたりする歯もあるでしょう．このような処置は，それによって得られるメリットの大きさなどをよく考慮して計画を立案すべきでしょう．

## 初診（55歳）

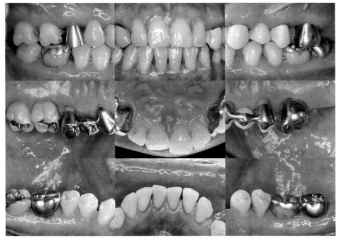

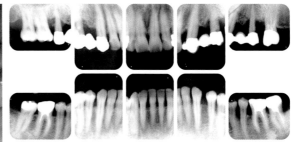

| | | | | | | | | | | | 根分岐部病変 | | | | | | 排膿 | 根分岐部病変 | 排膿 |

初診時55歳女性．中等度から一部重度の慢性歯周炎である

## 歯周基本治療後

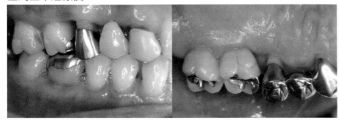

| A. actinomycetemcomitans | PCR検出 | （＋） |
|---|---|---|
| P. gigivalis | PCR検出 | （－） |
| T. forsythia | PCR検出 | （－） |

　通常どおり，歯周基本治療（SRP）を行った後の再評価時の状態．再評価時に 5] の口蓋側のポケットに細菌検査を行ったところ，*A. actinomycetemcomitans* が検出された．*A. actinomycetemcomitans* が軟組織（不良肉芽組織）中に侵入している可能性を疑い，歯周外科処置を行い不良肉芽組織を除去した．根面には，沈着物の取り残しはほとんどみられなかった

## 歯周外科処置後

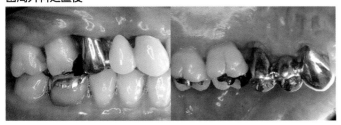

| A. actinomycetemcomitans | 菌　数 | 0 |
|---|---|---|
| P. gigivalis | 菌　数 | 0 |
| T. forsythia | 菌　数 | |

　患者さん側の都合で，十分に歯肉が回復しないまま補綴処置を行った．再評価では 5] のポケットは安定した状態が得られた．同時に行った細菌検査の結果は，*A. actinomycetemcomitans* も検出限界以下に減少した

### Ⓐ 外科処置の効果

歯周外科処置の目的は，盲目下ではどうしても除去できない沈着物を直接目視下で除去することと，病原性細菌が侵入したと思われる軟組織の除去が考えられる

# Chapter 3

# 40 メインテナンス (SPT)

## メインテナンスで必要なこと

See! → 1-8

口腔常在細菌叢

　歯周病のメインテナンスはSPT (Supportive Periodontal Therapy) と名づけられ，歯周治療のなかの必須要素の1つとなっています（Ⓐ，Ⓑ）．これは，歯周病原性細菌が口腔常在細菌であり，根絶するのが現実的には不可能であることと，宿主の抵抗力がライフステージや生活環境，習慣などによって変化することから，細菌の攻撃力と宿主の抵抗力のバランスを継続的にモニタリングして，つねにそのバランスを是正する必要があるためです．

　もちろん実際のメインテナンスは歯周病だけでなく，齲蝕やそのほかのさまざまな事柄をチェックしていくことになります．歯周病で根面が露出しているような患者さんにおいては，特に根面齲蝕について細心の注意を払っていく必要があります．

　メインテナンスでは，患者さんに関する情報の収集とそれに関連した患者指導，そして細菌性沈着物の除去とフッ化物の塗布を行います．歯周組織の状態に関する情報収集として，毎回プロービングを行い，数年に一度は全顎の口腔内写真，X線写真の撮影を行います．

　歯周病のメインテナンスに関してもう1つの大切なことは，歯周組織の破壊が起こっていない人々に対しても，歯周治療のノウハウを応用して発症を防いでいくという視点をもつことです．このように考えると，歯を有するすべての人々が歯周組織のメインテナンスの対象となります．同時に，歯科衛生士の仕事は，社会的影響力の大きい，とても意義深いものへとなっていくはずです．

参考文献

1）Hirschfeld L, Wasserman B：A long-term survey of tooth loss in 600 treated periodontal patients. *J Periodontol*, **49**（5）：225-237, 1978.
2）McLeod DE, Lainson PA, Spivey JD：The effectiveness of periodontal treatment as measured by tooth loss. *J Am Dent Assoc*, **128**（3）：316-324, 1997.

**❶メインテナンス期間中の抜歯**

| | Hirschfeld & Wasserman (1978) | McLeod, et al. (1997) |
|---|---|---|
| 被験者数 平均年齢 | 600人 42 (12〜73) 歳 | 114人 53 (26〜79) 歳 |
| 平均 メインテナンス 年数 | 22 (15〜53) 年 | 12.5 (5〜29) 年 |
| 総抜歯本数 | 1312本 (100%) | 220本 (100%) |
| 歯周炎による 抜歯本数 | 1110本 (84.6%) | 152本 (69.1%) |

**❷メインテナンスに対する応答**

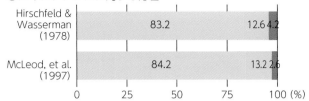

【応答の分類】
■ 良好：メインテナンス中の喪失歯が 0〜3 本
■ 不良：メインテナンス中の喪失歯が 4〜9 本
■ きわめて不良：メインテナンス中の喪失歯が 10〜23 本

## Ⓐ メインテナンスの長期的効果 (歯の喪失数)

ハーシュフェルド (Hirschfeld) とワッサーマン (Wasserman) は，600人の被験者を平均22年間観察して，歯の喪失本数で評価した．80%以上の患者さんが3本以内の喪失本数であったのに対して，約4%の被験者で10本以上の歯が失われた．このようなハイリスクの被験者は喫煙などのリスクを抱えていたものと考えられる．この研究と同じ基準で行われたマクリード (McLeod) らの研究でも同じような結果が得られた．しかし，歯周炎による抜歯本数は，前者の研究で全抜歯のうちの84.6%，後者では69.1%であった．この差は，おそらく補綴方法の違いによって，歯根破折が増加したことによるものと推測できる (文献 1, 2 より引用)

**初診 (52歳)**

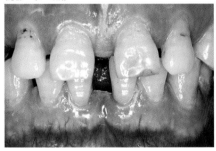 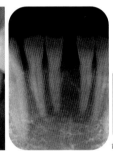

**再来院 (61歳)**

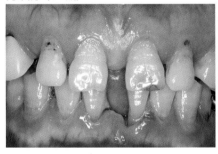 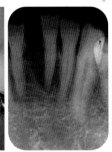

**メインテナンス (70歳)**

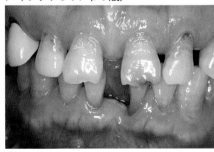 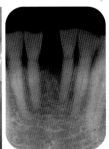

## Ⓑ メインテナンスに応じなかった患者さん

初診時52歳の男性．治療終了後メインテナンスに応じず，61歳のときに再来院した．｢T は大きな歯周組織の破壊が起こっていたが，SRPによって安定を取り戻した．その後はメインテナンスに定期的に来院し，安定を維持している

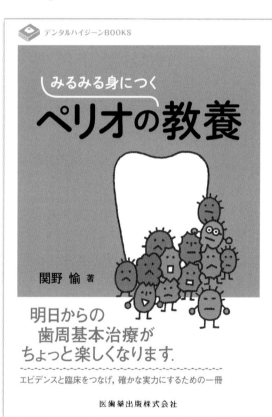

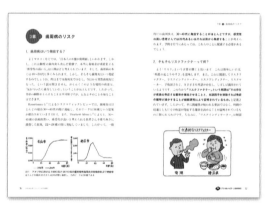
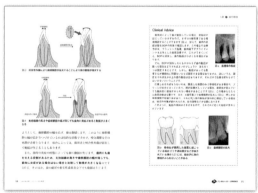

# Chapter 4

# 症例から学ぶ
# 歯周治療の実践

患者さんは十人十色．どのように歯周治療を進めるべき
か，さまざまなケースからイメージしてみましょう．治
療の技術だけでなく，患者さんとの信頼関係や長期的な
かかわり方にも注目してみてください．

# 歯周基本治療から
# メインテナンスまで

　歯周炎の病態は多様ですが，初診の状態と既往歴の問診から状況を整理することが大切です．この症例は，健康な部位と歯周炎が進行した部位が混在した，中等度から一部重度の歯周炎です．非喫煙者で歯周治療を受けたことがなく，若いころから歯肉がたびたび腫れていたとのことです．抜歯した7|の歯石沈着の様子も加味すると，おそらく20歳代に発症し，長期に経過した歯周炎と考えられます．罹病性は高いですが，幸い非喫煙者なので，根分岐部が完全に汚染された部位 (|7) を除けば，適切な歯周基本治療で良好に応答するのではないかと考えられました．

**45歳 (初診)**

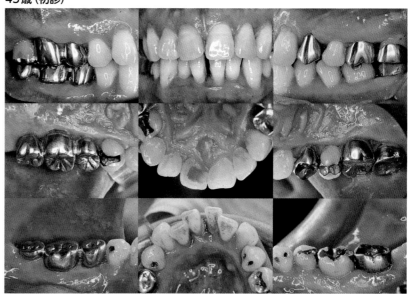

## 患者情報

- 初診時49歳，女性
- 初診日：1997年1月 (19年経過)
- 主訴：下の前歯の歯肉が痛い

### 中等度および一部重度歯周炎の患者さん ▶

　1|1 は，歯周病の進行により離開しています．30歳代前半から歯肉がたびたび腫れていたようです．プラークコントロールは悪くありませんが，歯肉縁下の感染除去がされていない状態でした．

　進行した歯周炎と健全な部位が混在し，リスクが高いタイプと感じられました．歯肉縁下の歯石も多く，垂直性の骨欠損部には多量の不良肉芽組織が存在していました．

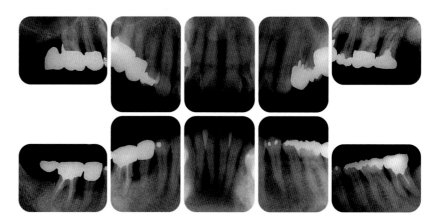

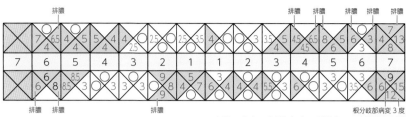

根分岐部病変3度

赤字・赤丸：BOP（＋）　PPD2mm以下は空欄

## エナメル突起

抜歯になった7|．頬側にはエナメル突起が認められます（⇨）．縁下歯石が非常に多いことから，他部位の歯石の付着状態も推測することができます．

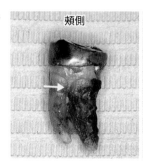
頬側

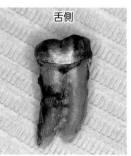
舌側

## 再評価

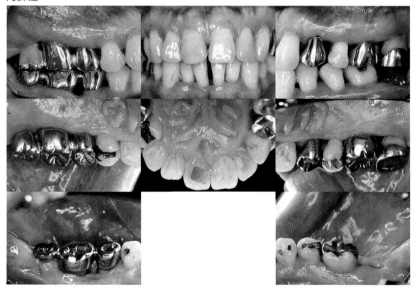

根分岐部病変3度

## ▶ SRP

6回に分けてSRPを行いました（7|は抜歯）．歯石が多く硬かったため，除石には超音波スケーラー（URMペリオハードチップ H3）を多用しました．使用キュレットは，ユニバーサルキュレットコロンビア大学型13/14，グレーシーキュレット1/2・13/14の3種類．知覚過敏も起こらず，約1カ月で歯周基本治療を終えました．

## ◀ 治りは良好

炎症が軽減し，BOPも半減しました．治りは良好です．7|は3度の根分岐部病変がありましたが，感染を除去したことに加え，患者さんの希望もあり，抜歯せず3カ月に一度のメインテナンスで経過観察することにしました．また，露出根面のプラークコントロールを徹底し，根面齲蝕の予防に重点を置く必要がありました．

## クレーター状の歯肉への変化 ▶

　根面の仕上がりにオーバーやアンダーインスツルメンテーションはみられません．経過観察していた[7は，その後抜歯となりました．

　臼歯部や下顎前歯部の歯間部歯肉がクレーター状に落ち込んでいるため，この時期は歯間ブラシをU字型に曲げて使ってもらっていました．

**補綴治療終了後**

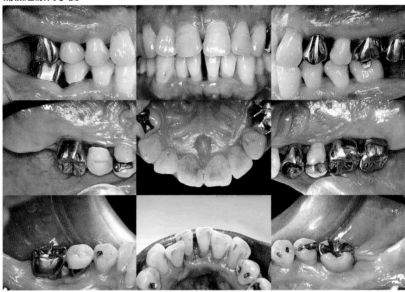

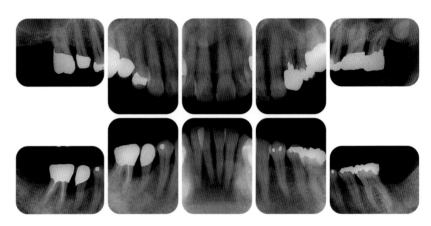

根分岐部病変 3 度

| | 7 | 6 | 5 | 4 | 3 | 2 | 1 | 1 | 2 | 3 | 4 | 5 | 6 | 7 |

## 67歳（メインテナンス）

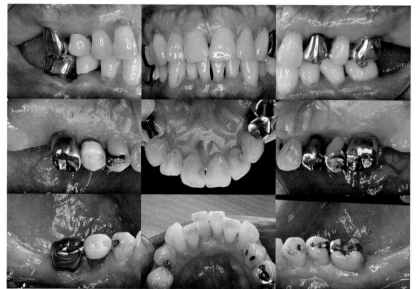

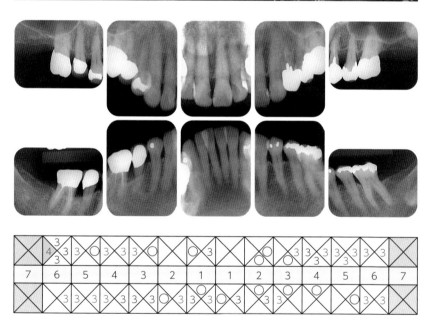

### ◀ 良好な18年間

定期的なメインテナンスを継続することで歯周炎の進行や再発は認められません. 1|1 の離開は閉じています. 第二大臼歯が4本とも欠損した短縮歯列弓ですが，機能的には問題ありません.

|4～6, 652+2 などには，X線写真上における骨の再生が認められます.

| | 3 | | | | | | | | | | | | | | |
|---|---|---|---|---|---|---|---|---|---|---|---|---|---|---|---|
| ✕ | 4 3 ⃝ 3 3 3 ⃝ | 3 | 3 | 3 | 3 | ⃝ 3 | | ⃝⃝ 3 | 3 3 3 | 3 | 3 3 | 3 | 3 | |
| 7 | 6 | 5 | 4 | 3 | 2 | 1 | 1 | 2 | 3 | 4 | 5 | 6 | 7 | | |
| ✕ | 3 3 3 3 3 3 ⃝ | 3 3 3 ⃝ | 3 | 3 ⃝ 3 3 | | ⃝ 3 3 | | | | ⃝ 3 3 | | | | |

# メインテナンスの中断

　歯周炎は日和見感染症であるため，細菌学的には「治癒」というものはありません．歯周基本治療で局所の感染の軽減，除去を行った後は，メインテナンスが必須になります．しかしこの症例のように，親の介護，更年期の体調不良，引っ越しなど，メインテナンスが途切れる要因は多くあります．患者さんを責めるのではなく，そういうときこそメインテナンスが大切であると指導することが重要です．この症例の20年の経過を疑似体験し，メインテナンスの重要性を感じていただければと思います．

## 患者情報

- 初診時45歳，女性
- 初診日：1996年5月（20年経過）
- 主訴：左下奥歯（ $\underline{8}$ ）の歯ぐきが痛い
- 重度歯周炎の治療を行いメインテナンスに移行したが，一時中断．現在は定期的に来院している

## 重度歯周炎の患者さん ▶

　プラークの取り残しが多く，炎症が強い状態で，プロービング時の出血も目立ちます．臼歯部を中心に垂直性の骨吸収が認められ，重度歯周炎と診断されました．

**45歳（初診）**

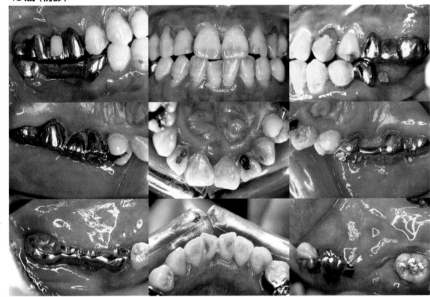

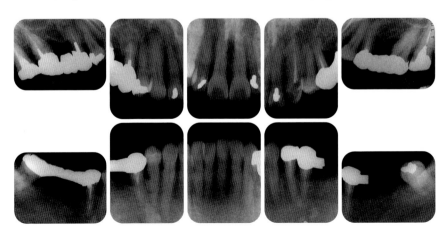

**上顎（治療後）**

| | 8 | 7 | 6 | 5 | 4 | 3 | 2 | 1 | 1 | 2 | 3 | 4 | 5 | 6 | 7 | 8 |
|---|---|---|---|---|---|---|---|---|---|---|---|---|---|---|---|---|
| 頬側 | 2.5 / 3.5 / 3.5 | 4 / 6,8 / 4 | × | × | 4 4 3 | 4 3 3 | 3 3 3 | 5 4 6 | 5 4 ○ | 4 3 ○ | 3 4 5 | 4 5 6 | × | × | 3 6 6 | 4 6 3 |
| 口蓋側 | 4,4 / 6 / 3 | × | × | 5 5 | 5 4 5 | × | × | × | 4 3 ○ | 3 5 6 | ○ 5 6 | × | 3 5 6 | × | 4 5 | 8 9 3 |

46歳（メインテナンス1回目）

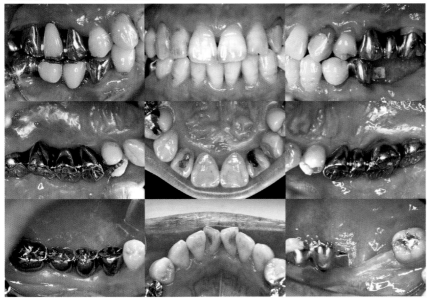

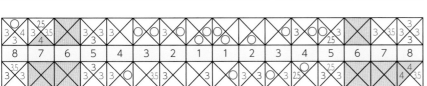

**下顎（治療後）**

| | 8 | 7 | 6 | 5 | 4 | 3 | 2 | 1 | 1 | 2 | 3 | 4 | 5 | 6 | 7 | 8 |
|---|---|---|---|---|---|---|---|---|---|---|---|---|---|---|---|---|
| 頬側 | ○ 3 4 3 | 2.5 3.5 / 4 | × | 3 3 3 | 3 3 | ○ ○ | ○ ○ ○ | ○ | ○ 3 ○ | ○ 3 | 3 2.5 | × | 3 3.5 | × | 3 3 | 3 3 |
| 舌側 | 3.5 3 | × | 3 3 3 | ○ | 3.5 3 | 3 | ○ 3 | ○ 3 | 3 2.5 | 3 | 2.5 | × | × | 3 | × | 4 4.5 |

### ▶ プラークコントロールは良好

　6回に分けてSRPをした結果，臼歯部の根分岐部を除いて，治癒の状態は良好でした．

　プラークコントロールも良好で，安定した状態でメインテナンスに移行．しかし，この後，来院が途絶えました．

## 11年ぶりの来院

引っ越しや両親の介護，自身の更年期障害が重なってメインテナンスに来られなかったとのこと．ホームケアが良好な患者さんでしたが，11年の間に歯周病が再発，進行していました．定期的にメインテナンスをしていなければ，一度よくなった歯周病であっても再発，進行を許してしまうことをあらためて認識することになりました．

「４５などには二次齲蝕が発生し，８７」はその後抜歯となりました．

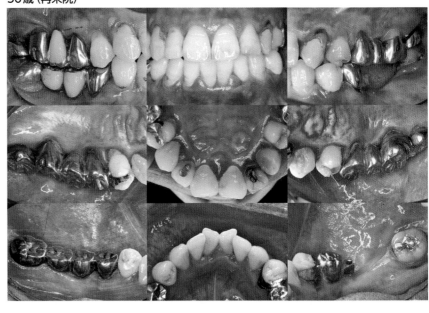

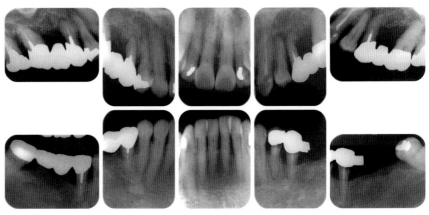

排膿　排膿　　　排膿　　　　　　　　　　排膿

| | 8 | 7 | 6 | 5 | 4 | 3 | 2 | 1 | 1 | 2 | 3 | 4 | 5 | 6 | 7 | 8 |
|---|---|---|---|---|---|---|---|---|---|---|---|---|---|---|---|---|

排膿

×：縁下の齲蝕のため測定不能

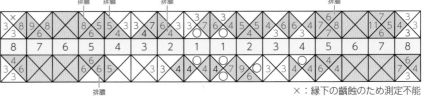

**57歳（再治療後）**

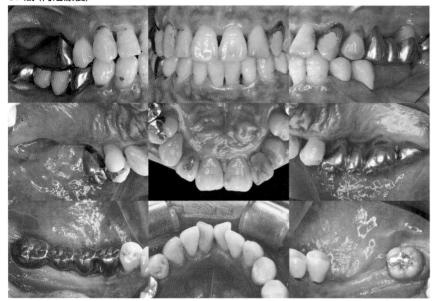

根分岐部病変 1 度　排膿

| | | | 3 | | | ○○| 3 | ○○| | ○○| | | | | 3 | | 6 | | |
|---|---|---|---|---|---|---|---|---|---|---|---|---|---|---|---|---|---|---|---|
| ✕ | ✕ | | 3 3 3 | ✕ | ○○3 | | 3 | | ○○3 | | ✕ | ✕ | | 3 3 3 | | 8 3 | | ○ 3 | |
| 8 | 7 | 6 | 5 | 4 | 3 | 2 | 1 | 1 | 2 | 3 | 4 | 5 | 6 | 7 | 8 |
| 3 3 4 3 | ✕ | ✕ | 3 3 3 | ✕ | ✕ | ○○| ○ | ✕ | 3 3 | ✕ | 3 | ✕ | ✕ | | 4 3 3 ○ |

### ◀ 再治療後の再評価

　再治療後，歯肉の状態は落ち着いてきましたが，介護のストレスから甘い物を口にする回数が増えており，カリエスリスクは高い状態です．10年間で変わった患者さんの生活背景を知ることも重要です．

　7┘の根分岐部病変には深いポケットが残存していたため，再度SRPを行い，その後は比較的落ち着いています．

## 現在は安定している ▶

　再来院以降，現在に至るまで3カ月に一度のメインテナンスにはきちんと応じています．

　複雑な補綴物が多いものの，プラークコントロールは比較的良好です．ブリッジの支台歯である7｜は，根分岐部へ超音波スケーラーのチップを当てることができるので，維持可能と考えています．

　この症例から，歯周基本治療が成功しても，メインテナンスが中断すると治療の意味がなくなってしまうことを痛感しました．引っ越し，更年期障害，介護など，さまざまなことがあるのが人生です．そうした患者さんの背景を知り，個々に合わせた無理のないメインテナンスを継続していくことが重要です．

### 65歳（メインテナンス）

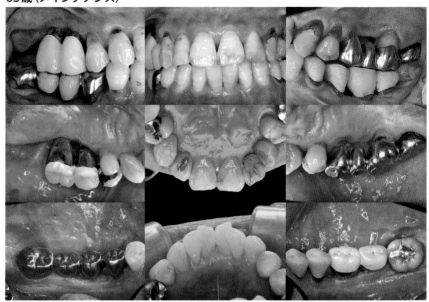

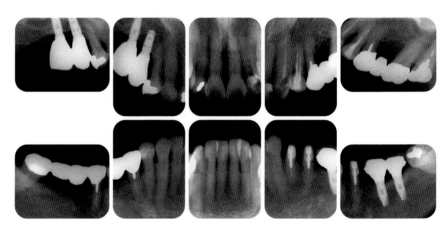

根分岐部病変 1 度

| | | | | | 3 | | 3 | | | 3 | 3 | 3 | | 3 | 5 | 3 | | | 4 | | |
| --- | --- | --- | --- | --- | --- | --- | --- | --- | --- | --- | --- | --- | --- | --- | --- | --- | --- | --- | --- | --- | --- |
| 8 | 7 | 6 | 5 | 4 | 3 | 2 | 1 | 1 | 2 | 3 | 4 | 5 | 6 | 7 | 8 |
| 3 | | | | | | | | | 3 | 3 | 3 | 3 | | | | | | | 3 | 3 |

# Chapter 4
## Case 3

# 侵襲性歯周炎

　　33歳，非喫煙者で，炎症の強い侵襲性歯周炎の症例です．この年代の女性は，妊娠・出産・育児などにより多忙な方が多く，受診やメインテナンスは滞りがちです．この患者さんも妊娠を希望されていて，歯周治療は迅速に行うことが必要でした．治療後は，15年間メインテナンスが続いています．炎症の強い症例で，歯周基本治療後一時的に歯間乳頭が下がりますが，正しく施術したことによって歯肉の形態は正常に戻っていきます．歯肉のクリーピングにも注目してもらいたいと思っています．

## 患者情報

- 初診時33歳，女性
- 初診日：2001年1月（15年経過）
- 主訴：右下奥歯のむし歯治療の希望
- 強い歯肉の炎症を呈する侵襲性歯周炎．妊娠を希望していたので，歯周治療を急いで行い，軽快後，3人の男の子を出産した

## 侵襲性歯周炎の患者さん ▶

　歯肉の炎症が強く，複数の部位から排膿があり，6|には自然出血も認められました．歯肉縁上のプラークコントロールは比較的良好でしたが，歯間部のコントロールはできていません．

　妊娠をしていないことを確認して，X線写真を撮影．歯肉縁下歯石の沈着，隣接面の歯槽骨の吸収がみられます．

**33歳（初診）**

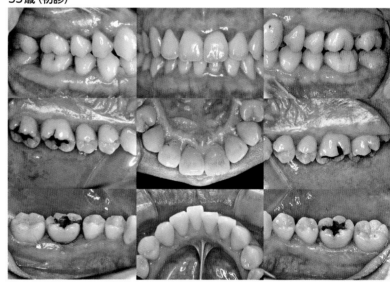

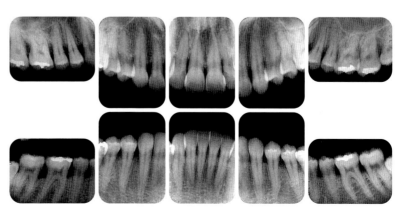

このとき，侵襲性歯周炎がまさに進行中で，縁下歯石は多量で，出血の量や部位，不良肉芽組織も多いようにも感じられました.

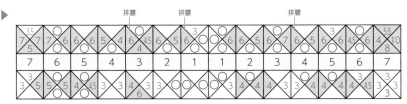

## 再評価

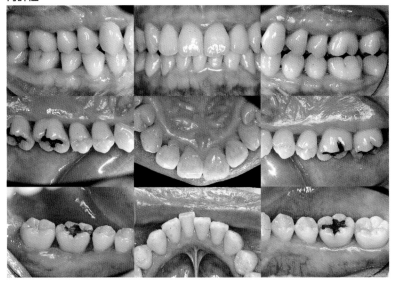

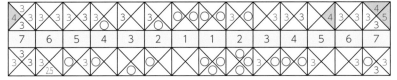

◀ 引き締まった歯肉
### 引き締まった歯肉

歯肉が引き締まりスッキリしてきました.キュレットはおもにグレーシーキュレット11/12・13/14，ユニバーサルキュレットコロンビア大学型4R/4Lを使用.根分岐部やイレギュラーな骨面にはミニファイブを使用しました.

5遠心には歯石の取り残しがあり，再SRPを行いました.7遠心は根分岐部の感染が著しく，後に抜歯となりました.再評価では，3mm以下の歯周ポケットでも出血の仕方には注意を払うことが大切です.2近心，5近心は，歯肉縁下の不良肉芽組織の除去を行っています.

### 歯肉の変化

再評価時にすこし落ち込んでいた歯間乳頭も，すこしずつ盛り上がり，きれいな形態になっています.SRP時に辺縁歯肉を傷つけてしまうと，落ち込んだ歯肉は元に戻りません.

### 38歳（メインテナンス）

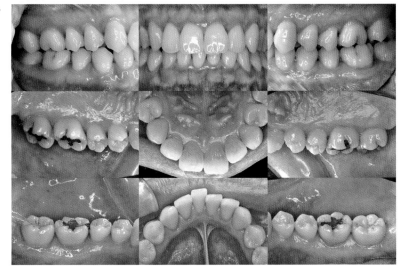

初診時

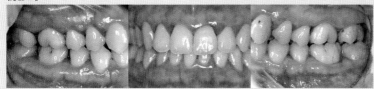

再評価時

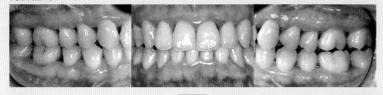

5年後

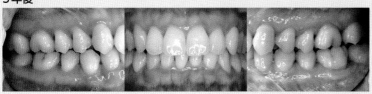

◀ **初診時，再評価時，5年後の比較写真**

　規格性のある写真を撮ることで変化をみることができます．鼓形空隙は小さくなってきているので，歯間ブラシのサイズをさげて，フロスと歯間ブラシの併用でホームケアをしてもらっています．

**プラークコントロールは良好！**

　オーバーブラッシングにならないよう注意しています．

▶

**42歳**

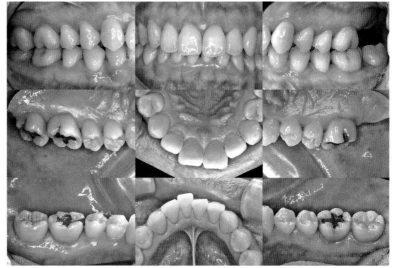

| 3 | 3 | 3 | 3 | 3 | 3 | | 3 | | | ○ | | | ○ | | | ○○ | | 3 | | |
|---|---|---|---|---|---|---|---|---|---|---|---|---|---|---|---|---|---|---|---|---|
| 7 | 6 | 5 | 4 | 3 | 2 | 1 | 1 | 2 | 3 | 4 | 5 | 6 | 7 |
| | 3 | 3 | | | | | | | | | | | 3 | 3 | 3 | 3 |

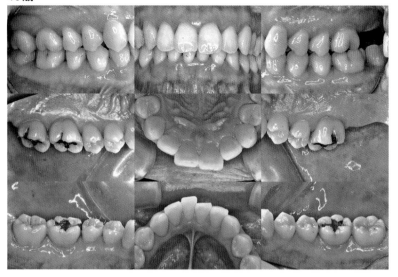

**46歳**

**47歳**

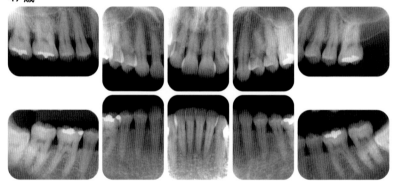

**49歳**

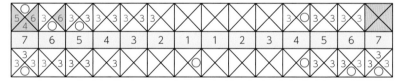

| | | | | | | | | | | | | | |
|---|---|---|---|---|---|---|---|---|---|---|---|---|---|
| 5○6 4○ | 3○6 ○ | 3○3 | 3 | 3 | 3 | 3 | | | 3○ | 3 | 3 | 3 | X |
| 7 | 6 | 5 | 4 | 3 | 2 | 1 | 1 | 2 | 3 | 4 | 5 | 6 | 7 |
| 3 3○ | 3○3 | 3 3 | 3 3 | 3 | | ○ | | | ○ | 3 3 | 3 3 | 3 3 | 3○3 |

◀ **過労と強いストレスで，やや不安定**

　歯槽骨頂は安定し，歯石の沈着はありませんが，全顎的に出血が多く，<u>7 6</u>はポケットが再発しています．患者さんに問診してみると，3人の子どもの育児やストレスで体調が優れず，つねに疲れを溜めていることがわかりました．この時期は，歯肉の状態にも毎回微妙に変化がありました．

　この症例のように，若年者に生じた侵襲性歯周炎であっても，非喫煙者であれば歯周基本治療によく応答し，メインテナンスで維持していくことができます．しかし，過労やストレス，病気など，生活背景によって歯周組織は微妙に変化するため，メインテナンスにおいては適切に問診してその変化を見逃さず対応していくことが重要です．今後は，生活環境だけでなく，更年期に生じる女性ホルモンの変化などにも注意が必要と感じています．

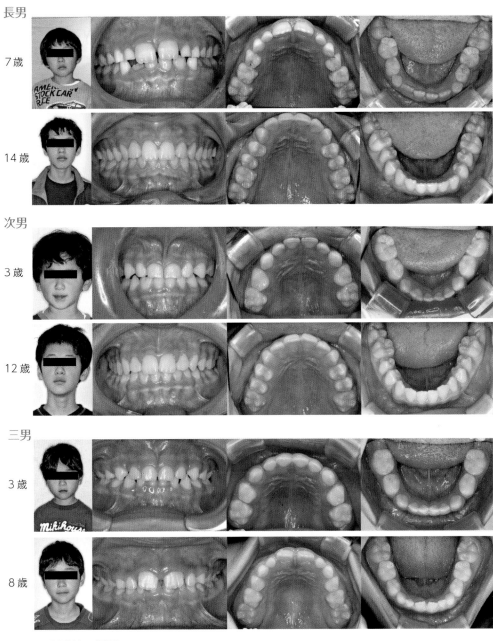

長男
7歳

14歳

次男
3歳

12歳

三男
3歳

8歳

## ▲ 3兄弟の経過

　口数の少ない患者さんですが，いったん話しだすと，個性豊かな3人の息子さんの子育
てが難しいことなど，いろいろな悩みをうちあけてくださいます.

　3人の息子さんはメインテナンスに欠かさず来院していて，カリエスフリーで育ってい
ます．そろそろ母親として多少は楽になってきてもよい時期かと思いますが，長男と次男
は小学生の途中から不登校となり，気苦労が絶えないようです.

# 家族単位で歯周組織を管理していく

歯周炎の病因論から考察すると，家族単位でメインテナンス下に置くことは非常に重要です．特に侵襲性歯周炎は，慢性歯周炎よりも遺伝的要因の影響が強いと考えられ，その患者さんの子どもたちについては早期から歯周組織の健康管理を意識してメインテナンスを継続していく必要があります．歯周治療のノウハウを歯周病の発症予防の目的で応用することは，成功の確率も高く，とても有意義なことです．

**40歳（初診）**

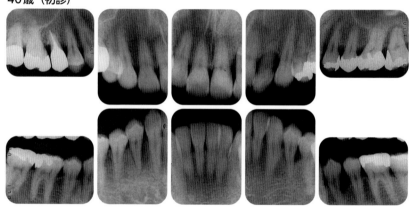

## 父の患者情報

- 初診時40歳，男性
- 初診日：1993年6月（23年経過）
- 主訴：右下奥歯が割れた（6|の破折）
- 非喫煙者（喫煙経験なし）

### 侵襲性歯周炎の患者さん

|2，4|4 に進行した歯周炎が認められます．非喫煙者で40歳と若く，部位特異的な歯周炎が生じていることから，侵襲性歯周炎と考えられました．|7は抜歯，ほかの部位はSRPを行いました．

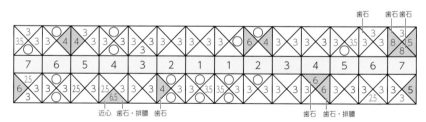

## 再評価

| | 3 | | | | | | | | 3 | | | | | | | | | | | | |
|---|---|---|---|---|---|---|---|---|---|---|---|---|---|---|---|---|---|---|---|---|
| 3 | 3 | ○ | 3 | 3 | 3 | ○ | ○ | 2.5 | | 3 | 2.5 | 2.5 | 2.5 | | 6 | 3 | ○ | | 3 | 3 | | 3 | ☒ |
| 7 | | 6 | | 5 | | 4 | | 3 | | 2 | | 1 | | 1 | | 2 | | 3 | | 4 | | 5 | | 6 | | 7 |
| ○ | | ○ | | | | ○ | ○ | | | | ○ | | ○ | | ○ | | ○ | | ○ | | | | | | ○ |
| 3 | 2.5 | | 3 | 2.5 | | 6 | | | | 2.5 | | 3 | 2.5 | 2.5 | 2.5 | | ○ | | | 3 | | 3 | 2.5 | | 3 |

治療の結果は……

担当が新人の歯科衛生士であったため，治療の結果は十分とはいえません．4 には，オーバーインスツルメンテーションが認められました.

## 良好な口腔内

ホームケアは良好で，メインテナンスも欠かさず来院しています．2年目からはベテラン歯科衛生士が担当して，現在に至っています.

### 43歳（メインテナンス）

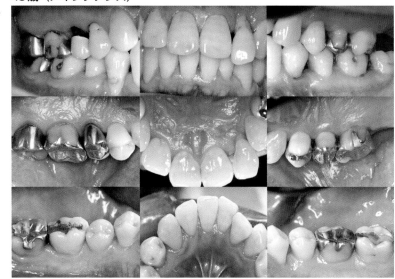

## 45歳

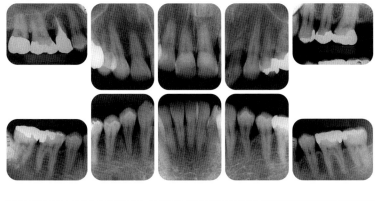

| 3 | 2.5 | 2.5 | 4 | 3.5 | | | | 2.5 | ○ | ○ | 3 | 2.5 | 2.5 | | | 4 | 3 | | | 3 | 3 | 2.5 | 2.5 | | 3 | ☒ |
|---|---|---|---|---|---|---|---|---|---|---|---|---|---|---|---|---|---|---|---|---|---|---|---|---|---|---|
| 7 | | 6 | | 5 | | 4 | | 3 | | 2 | | 1 | | 1 | | 2 | | 3 | | 4 | | 5 | | 6 | | 7 |
| 4 | 3 | 3 | 3 | | ○ | | 2.5 | ○ | 6 | | | | | ○ | ○ | ○ | | 5 | ○ | | 2.5 | 3.5 | 2.5 | 2.5 | 3 | 2.5 | 2.5 | 5.5 |

すこしずつ問題がでてきた

補綴物の下には，二次齲蝕が認められます．2，4 は回復が難しく，4 の歯槽骨の状態は多少ましにはなっているといえますが，オーバーインスツルメンテーションによる影響もあり，この後，根面齲蝕で苦労することになります.

## プラークコントロールは良好だが……

7| は，二次齲蝕，歯根破折のために抜歯しています．|2，4| は暫間固定で，何とか維持しています．この22年間，プラークコントロールは良好でしたが，ときどき二次齲蝕を発症していました．

**62歳** ▶

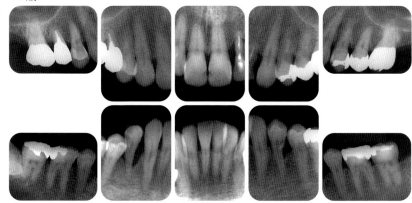

**63歳**

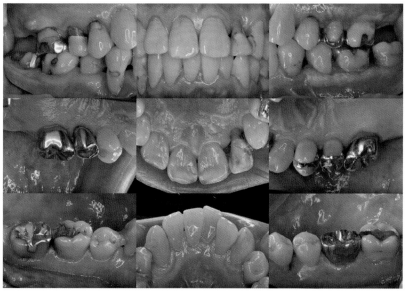

◀ **初診から23年後の口腔内写真とプロービングチャート**

大きな問題を生じることなく，侵襲性歯周炎を23年間管理してきていますが，初診時の4〜5mmのポケットが今日まで残ったのは，最初のSRPにおけるオーバーインスツルメンテーションが原因と考えられます．もし歯周治療を受けられなかったら，もっとたくさんの歯を喪失していたことは間違いありませんが，術者側としては反省も多い症例です．

**母**の患者情報

- 初診時34歳，女性
- 初診日：1993年5月（23年経過）
- 主訴：検診と歯石除去を希望

**歯周病のリスクが低い患者さん** ▶

　母親は，プロービングでもX線写真的にもほぼ問題ない状態です．どちらかといえば，歯周病よりも，齲蝕に気をつけなければならない口腔内という印象でした．

### 37歳（メインテナンス）

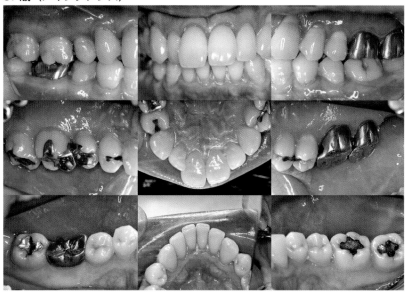

| 5 | × | 3 | × | 3 | × | 3 | × | 3 | × | ○ | × | × | × | × | ○ | × | 3 | × | 3 | × | 3 | × | 3 | × | 4 |
|---|---|---|---|---|---|---|---|---|---|---|---|---|---|---|---|---|---|---|---|---|---|---|---|---|---|
| 7 | 6 | 5 | 4 | 3 | 2 | 1 | 1 | 2 | 3 | 4 | 5 | 6 | 7 |
| 7 | × | 3 | × | 3 | × | 3 | × | 3 | × | 3 | × | 2.5 | × | × | × | 3 | × | 3 | × | 2.5 | × | 2.5 | × | 3 | × | 3 |

### 40歳

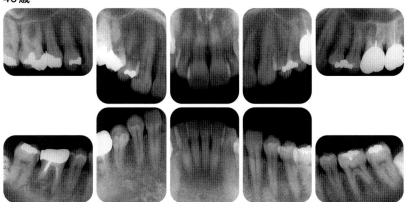

**45歳**

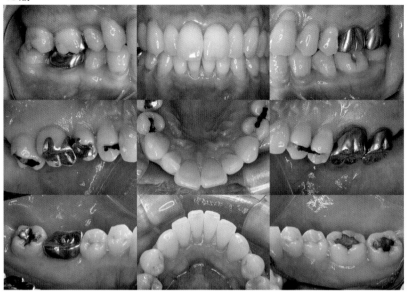

◀ **問題なく経過**

初診から約11年が経過しました.
大きな変化は認められません.

| 3 | 3 | 3 | 3 | 3 | 3 | | 3 | | | 3 | 3 | 3 | | 3 | 3 | 3 | 3 |
|---|---|---|---|---|---|---|---|---|---|---|---|---|---|---|---|---|---|
| 7 | | 6 | | 5 | | 4 | | 3 | | 2 | | 1 | | 1 | | 2 | | 3 | | 4 | | 5 | | 6 | | 7 |
| 4 | 3.5 3 | 3 | 3 | | 3 | 3 | ○ | | | 3 | | 3 | 3 | 3 | | 3 | 3 |

**初診から22年，歯周組織は安定している** ▶

　歯周組織には特に問題を生じていません．ただし，7|近心と|7近心に二次齲蝕病変が生じたため，修復処置を行いました．

**56歳**

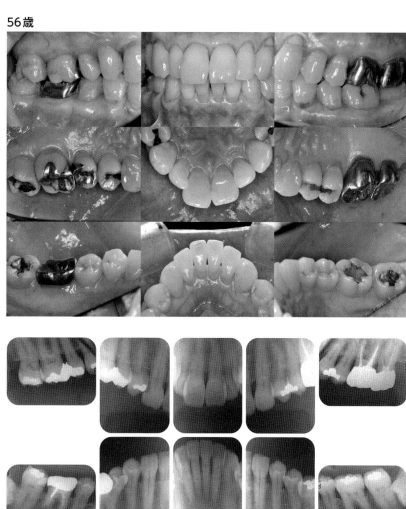

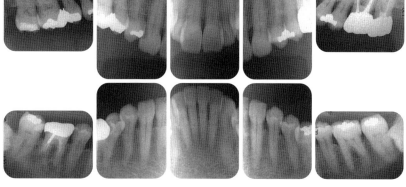

| | | 3 | | 3 | 3 | 3 | 3 | ○ | | | | | | | | | | | 3 | | | 3 | | | 3 | 3 | 3 | 3 | 3 |
|---|---|---|---|---|---|---|---|---|---|---|---|---|---|---|---|---|---|---|---|---|---|---|---|---|---|---|---|---|---|---|
| 3 | 3 | 3 | | 3 | 3 | | 3 | 3 | | | | | | | | | | | | 3 | | | 3 | 3 | | ○ | 3 | 3 | 3 | 3 |
| 7 | | 6 | | 5 | | 4 | | 3 | | 2 | | 1 | | 1 | | 2 | | 3 | | 4 | | 5 | | 6 | | 7 | | | |
| 3 | ○ | 3 | 3 | 3 | 3 | 3 | | 3 | 3 | | 3 | ○ | | ○ | | | | | | | 3 | 3 | | 3 | 3 | | 3 | 3 | ○ | 3 |
| 3 | 3 | 3 | 3 | 3 | 3 | 3 | | 3 | 3 | | 3 | ○ | | ○ | | | | | 3 | | 3 | 3 | | 3 | 3 | | 3 | 3 | | 3 |

## 長男の患者情報

- 初診時3歳，男性
- 初診日：1993年9月（23年経過）
- 主訴：検診と予防処置を希望

### 乳歯列期から永久歯列完成までのプロセス ▶

　4歳時にすでにDFTが4であることから，カリエスリスクの高さがうかがえます．ミュータンスレンサ球菌がやや多く，飲食回数も多い状況でした．食習慣を改善し，フッ化物を最大限利用することで，永久歯はカリエスフリーを維持しています．中学受験で大きなストレスがかかっていましたが，その時期を乗り越えました．

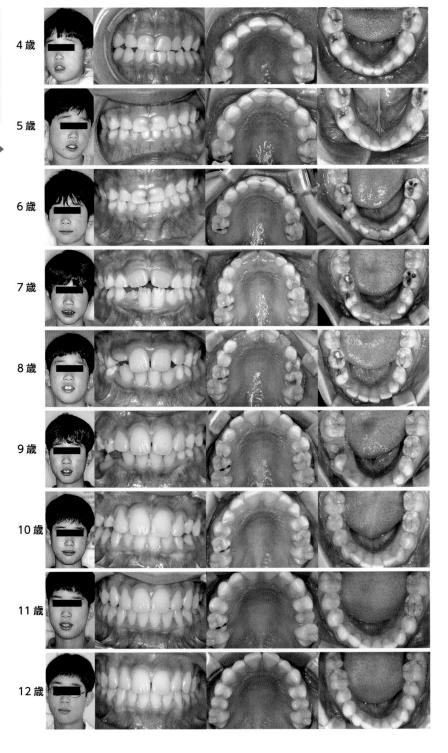

4歳

5歳

6歳

7歳

8歳

9歳

10歳

11歳

12歳

**13歳**

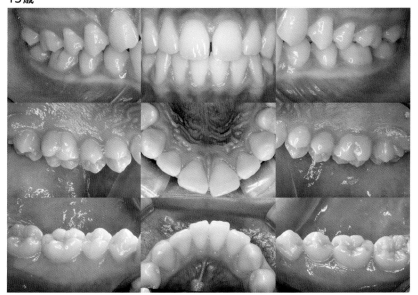

### ◀ カリエスフリーの永久歯列完成

　永久歯列が完成しましたが，齲蝕についてはここからが正念場になります．歯肉も軽い炎症が認められ，油断はできません．下顎前歯部の隣接面にはハードプラークもみられます．

### 高校生時代，本格的に歯周組織の管理も開始

　父親が侵襲性歯周炎に罹患していたことも考慮して，10歳代半ばからプロービングチャートを年1回は記録しています．16歳時点では，特に問題はありません．

　智歯が萌出しはじめ，疼痛を訴えたため，パノラマX線写真を撮影しました．歯周炎については心配なさそうです．痛みの出た 8|8，8| は抜歯しました．

**16歳**

| | | | | | | | | | | | | | | | | | | | | | | | | | | | | | | | | | | | | | | | | | |
|---|---|---|---|---|---|---|---|---|---|---|---|---|---|---|---|---|---|---|---|---|---|---|---|---|---|---|---|---|---|---|---|---|---|---|---|---|---|---|---|---|---|
| 3 | ○ | 3 | | 3 | 3 | | ○ | ○ | | | ○ | | | | | | | | | | | | | | | | 3 | | | | | | 3 | | 3 | 3 | | 3 |
| 3 | | 3 | ○ | | 3 | | | 3 | ○ | | 3 | ○ | | | | | | | | | | | | 3 | | | 3 | | | 3 | | | | | | ○ | ○ | | 3 |
| **7** | | | **6** | | | **5** | | | **4** | | | **3** | | | **2** | | | **1** | | | **1** | | | **2** | | | **3** | | | **4** | | | **5** | | | **6** | | | **7** | |
| 3 | | 3 | 3 | | 3 | | | | | | ○ | 3 | | ○ | 3 | | | | | 3 | 3 | | | ○ | | | | | | | | | 3 | | | 3 | 3 | | 3 | |
| 3.5 | 3 | 3 | 3 | | | 3 | | | | | 3 | | | 3 | 3 | | | | | | 3 | | | ○ | 3 | | | ○ | 3 | | 3.5 | | | | | | | | | |

**17歳**

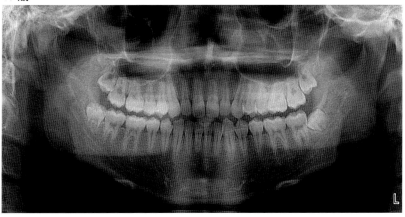

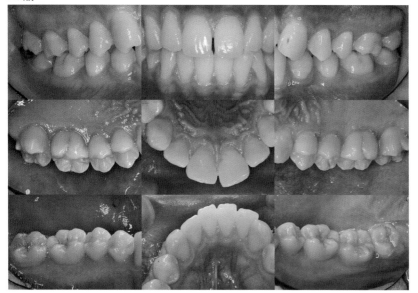

**20歳**

◀ **大学生・大学院生時代**

コンパなどで食生活が不規則になりがちで，ブラッシングも夜だけと，心配な状況でした．大学院に進んだ後も忙しく，ブラッシングの習慣はなかなか定着しません．この時期に 6| 近心は修復処置をすることになりましたが，歯周組織に大きな問題はありません．

**21歳**

| | 7 | 6 | 5 | 4 | 3 | 2 | 1 | 1 | 2 | 3 | 4 | 5 | 6 | 7 |
|---|---|---|---|---|---|---|---|---|---|---|---|---|---|---|
| | 2.5 3 3 3 | 3 ○3 | 3 | 3 | | 3 | | 3 | ○○ | 3 | 3 3 3 | 3 3 3 | 3 3 3 3.5 | |
| | 4 3○ | ○ | 3 3 | 3 | | 3 | 3 | 3 3 | 3○ | 3 3 | 3 | 3.5 | | |
| | 3 3 3 | 3 3 | 3 3 | 3 3 | 3 3 | | 3 | ○ | 3 | 3 | 3 3 | 3 3.5 | | |
| | 3.5 3 3 | 3 3 | 3 3 | 3 3 | | 3 3 | | ○ 3 | | 3 3 | 3 3○3 3 3 | | | |

▽

## 社会人になって ▶

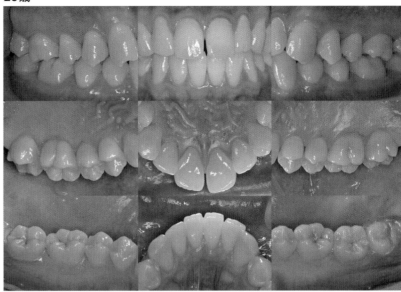

**26歳**

　社会人になり，生活環境も変化しましたが，プロービングチャートはまずまず安定しています．7⏌遠心のポケットは，8⏌の影響と考えられます．

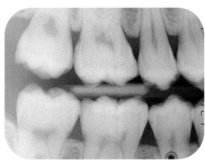
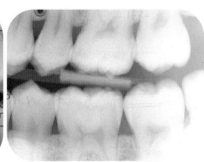

| | 7 | | 6 | | 5 | | 4 | | 3 | | 2 | | 1 | | 1 | | 2 | | 3 | | 4 | | 5 | | 6 | | 7 | |
|---|---|---|---|---|---|---|---|---|---|---|---|---|---|---|---|---|---|---|---|---|---|---|---|---|---|---|---|---|

## 混合歯列期から永久歯列完成までのプロセス

　長男同様，カリエスリスクが高い口腔内です．ミュータンスレンサ球菌はやや多く，飲食回数，ホームケアの質，フッ化物の使用状況に問題がありましたが，生活習慣，ホームケアを是正し，カリエスフリーで成長していきました．

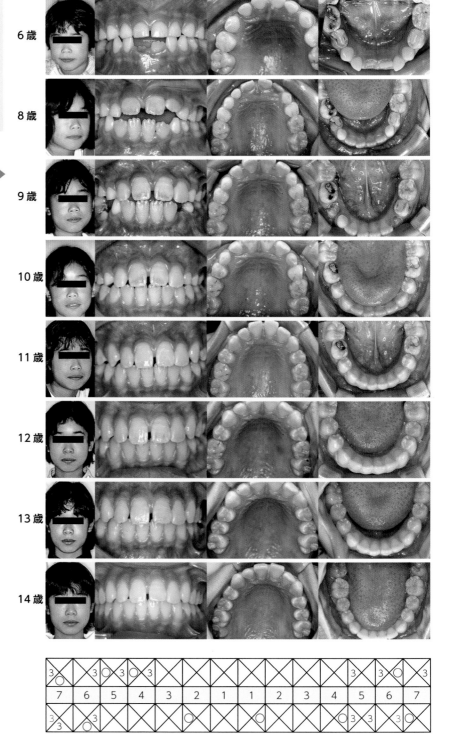

6歳
8歳
9歳
10歳
11歳
12歳
13歳
14歳

| 3○ | X | 3○ | 3○ | 3 | X | X | X | X | X | X | 3 | 3○ | X | 3 |
|---|---|---|---|---|---|---|---|---|---|---|---|---|---|---|
| 7 | 6 | 5 | 4 | 3 | 2 | 1 | | 1 | 2 | 3 | 4 | 5 | 6 | 7 |
| 3/3 | ○ | 3 | X | X | ○ | | ○ | | ○ | 3 | 3 | X | 3○ | |

**15歳**

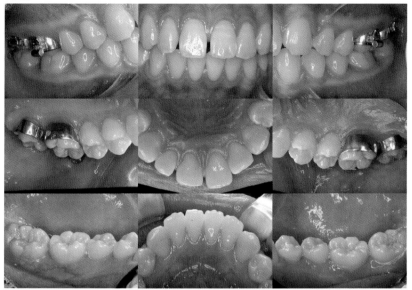

| バンド | | ブラケット | | | | | | | | | | | | バンド |
|---|---|---|---|---|---|---|---|---|---|---|---|---|---|---|
| 3 | 3 | 3 | × | 3 | × | 3 | 3 | × | × | 3 | 3 | × | 3 | 3 |

| 7 | 6 | 5 | 4 | 3 | 2 | 1 | 1 | 2 | 3 | 4 | 5 | 6 | 7 |
|---|---|---|---|---|---|---|---|---|---|---|---|---|---|

ブラケット

**中高生時代**

　矯正専門医で矯正治療を受け，清掃が難しい時期もありましたが，大きな問題が生じることもなく乗り切りました．

**社会人になって**

　社会人になっても，口腔内の健康は維持されています．7|7遠心のポケットは8|8の影響と考えられます．

**23歳**

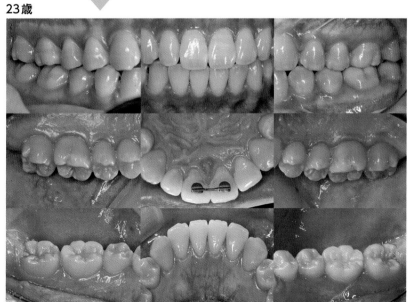

**24歳**

| 7 | 6 | 5 | 4 | 3 | 2 | 1 | 1 | 2 | 3 | 4 | 5 | 6 | 7 |
|---|---|---|---|---|---|---|---|---|---|---|---|---|---|

## 結婚，妊娠へ

職場恋愛から結婚し，現在は妊娠中です．前歯部の歯肉に炎症が目立ちます．妊娠の直前に撮影した咬翼法X線写真では歯周組織の破壊も齲蝕病変も認められません．8|8は，いずれ抜歯した方がよいと考えています．

**28歳（妊娠中）**

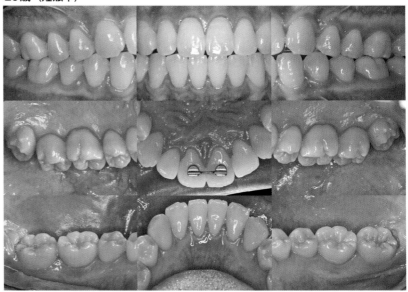

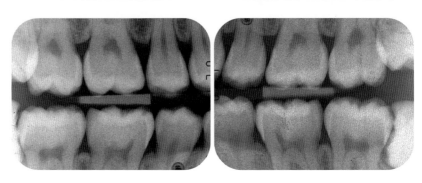

| | 7 | | | 6 | | | 5 | | | 4 | | | 3 | | | 2 | | | 1 | | | 1 | | | 2 | | | 3 | | | 4 | | | 5 | | | 6 | | | 7 | |
|---|---|---|---|---|---|---|---|---|---|---|---|---|---|---|---|---|---|---|---|---|---|---|---|---|---|---|---|---|---|---|---|---|---|---|---|---|---|---|---|
| 3 | 3 | 3 | | 3 | 3 | | 3 | 3 | | 3 | | | | | | | | | | | | ○ | | | | | | 3 | | | 3 | | | 3 | | 3 | 3 | | 3 |
| ○ | 3 | | | 3 | | | 3 | | | 3 | | | 3 | | | | | | 3 | | ○ | | 3 | 3 | | 3 | | | 3 | | | 3 | 3 | | ○ | | ○ | |
| **7** | | | **6** | | | **5** | | | **4** | | | **3** | | | **2** | | | **1** | | | **1** | | | **2** | | | **3** | | | **4** | | | **5** | | | **6** | | | **7** |
| 6 | 3 | 3 | | 3 | 3 | | 3 | 3 | | 3 | | | | 3 | | | | | | ○ | | 3 | ○ | | ○ | | | 3 | 3 | | 3 | 3 | | 3 | 3 | 3 | 3 | 3 | 5 |
| 6 | 3 | 3 | 3 | 3 | 3 | 3 | | 3 | 3 | | 3 | 3 | | ○ | 3 | | | | | | 3 | | | 3 | | ○ | 3 | | | 3 | | | 3 | | 3 | 3 | 3 | 3 | 4 |

**長女**の患者情報

- 初診時6歳，女性
- 初診日：1993年3月（23年経過，2007年7月に岡歯科医院から伊藤歯科クリニックに転院）
- 主訴：検診と予防処置を希望

## 混合歯列期から永久歯列完成までのプロセス ▶

　弟，妹と同様にカリエスリスクが高い状態ですが，カリエスリスクマネジメントの結果，カリエスフリーで永久歯列が完成しました．小さいころは，毎日親から100円をもらっておやつを買っていたとのことで，小児期の食習慣の重要性を思い知らされました．

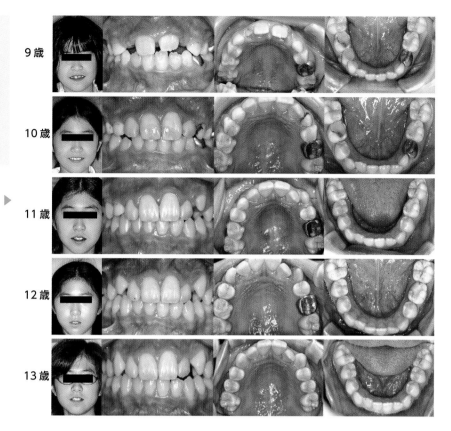

9歳

10歳

11歳

12歳

13歳

**15歳**

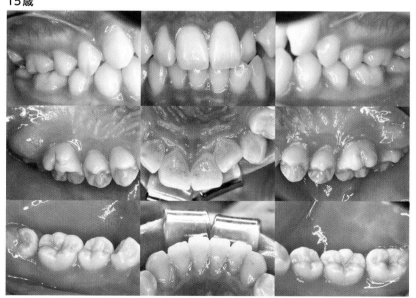

## ◀ 歯周組織の管理を開始

　プロービングチャートでは問題ないようにみえますが，実際の口腔内では，下顎前歯部などで歯肉の炎症が認められます．この後，矯正専門医にて矯正治療も受けています．

| | 3 | | 3 | | 3 | | 3 | | 3 | | 3 | | ○ | | 3 | | 3 | | | | | | | | | | | 3 | | | ○ | ○ | | 3 | | | | 3 | |
|---|---|---|---|---|---|---|---|---|---|---|---|---|---|---|---|---|---|---|---|---|---|---|---|---|---|---|---|---|---|---|---|---|---|---|---|---|---|---|---|

| 7 | 6 | 5 | 4 | 3 | 2 | 1 | 1 | 2 | 3 | 4 | 5 | 6 | 7 |
|---|---|---|---|---|---|---|---|---|---|---|---|---|---|

## 社会人になって

成人した後も，歯周組織は安定しています．

### 24歳

| 7 | 6 | 5 | 4 | 3 | 2 | 1 | 1 | 2 | 3 | 4 | 5 | 6 | 7 |
|---|---|---|---|---|---|---|---|---|---|---|---|---|---|

### 25歳

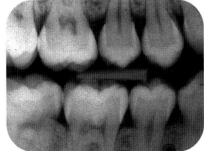
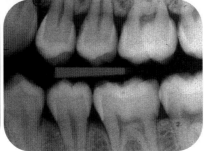

## ◀ 歯槽骨も安定している

智歯の痛みを訴えたため撮影したパノラマX線写真と，ほぼ同時期に撮影した咬翼法X線写真．歯槽骨に異常は認められません．

## 結婚，そして母へ　

　メインテナンスのため，結婚式直後に来院したときの口腔内写真です．

**26歳**

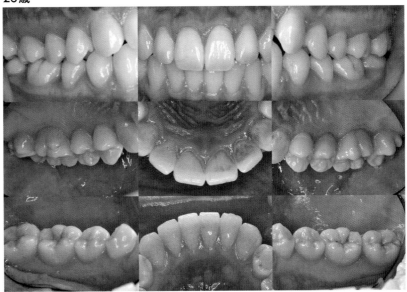

**27歳**

| | | | | | | | | | | | | | |
|---|---|---|---|---|---|---|---|---|---|---|---|---|---|
| 3 ○3 | ○ | 3 3 | | 3 | | | 3 | | 3 ○ | | ○3 | 3 3 | 3 |
| 4 | 3 3 | 3○ | 3 3 | | | | | | ○ | | 3 | 3 3 | 3 |
| 7 | 6 | 5 | 4 | 3 | 2 | 1 | 1 | 2 | 3 | 4 | 5 | 6 | 7 |
| 3 ○3 | 3 | 3 | 3○ | 3 | ○○ | | | ○ | 3 | 3 | 3 3 | 4 | |
| 3 ○3○ | 3 | | 3 3 | 3 | 3 3 | 3 | ○3 | | 3 | 3 | 3 | 4 | |

## 出産から4カ月後のプロービングチャートと咬翼法X線写真

　妊娠中も，口腔内に変化はみられませんでした．

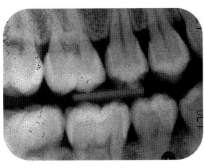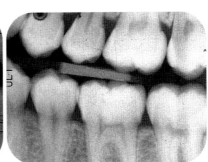

## 子どもを連れて ▶

子どもといっしょにメインテナンスを受けるようになりました．子育てで大変なので，歯周組織も油断のないようにみていきます．もちろん齲蝕にも注意を払う必要があります．

**30歳**

| | 7 | 6 | 5 | 4 | 3 | 2 | 1 | 1 | 2 | 3 | 4 | 5 | 6 | 7 |
|---|---|---|---|---|---|---|---|---|---|---|---|---|---|---|
| 上（頬側） | 3 33 | 33 | 33 | 3 | | | | | 3 | ○ | 3 | 3 33 | 33 | 3 |
| 上（口蓋側） | 3 33 | 33 | 3 | | | | 3 | | 3 | ○ | 3 | 33 | 33 | 3 |
| 下（舌側） | 4 3333 | 33 | 33 | 3 | | | | | 3 | 3 | 3 | 3 | 33 | 3 |
| 下（頬側） | 5 333 | 33 | 33 | 3 | | 3 | | 3 | 33 | 33 | 33 | 33 | 333 | 33 |

---

**長女の息子** の患者情報

- 初診時2歳，男性
- 初診日：2016年1月
- 主訴：検診と予防処置

## 長女の長男 ▶

長年メインテナンスしていた子どもが成人し，次の世代を連れてきてくれるというのは，私たちにとって，とてもうれしいことです．ここからがスタートです．大禍なく過ごしてもらえるように，力を尽くしていきたいと思っています．

**3歳**

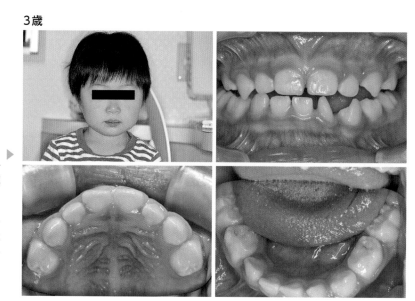

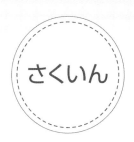
さくいん

## 執筆者一覧

**編著者**

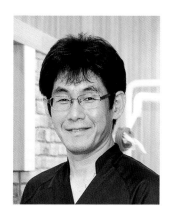

**伊藤　中**　Ataru Ito

歯科医師

1990年　大阪大学歯学部卒業
1993年　大阪府茨木市にて開業
2010年　大阪大学大学院歯学研究科修了
　　　　博士（歯学）取得
2011〜2016年
　　　　大阪大学歯学部臨床准教授

医療法人 伊藤歯科クリニック
〒567-0884　大阪府茨木市新庄町13-5
Tel 072-663-1188

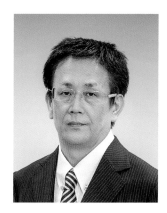

**岡　賢二**　Kenji Oka

歯科医師

1977年　大阪大学歯学部卒業
1982年　大阪府吹田市にて開業

岡歯科医院
〒565-0836　吹田市佐井寺3-1-22
Tel 06-6387-0066

**執筆者**

**日野出 香織**　Kaori Hinode

歯科衛生士
岡歯科医院

**川島 真由美**　Mayumi Kawashima

歯科衛生士
岡歯科医院

**黒沢 千寿子**　Chizuko Kurosawa

歯科衛生士
岡歯科医院

**菊川 奈美**　Nami Kikukawa

歯科衛生士
岡歯科医院

本書は『月刊デンタルハイジーン別冊 歯科衛生士のためのペリオドン
トロジー』(2016年発行)を底本に,書籍として発行したものです.

月刊デンタルハイジーン別冊傑作選
歯科衛生士のための
ペリオドントロジー　　　　　　　ISBN978-4-263-46326-0

2016年11月25日　　月刊デンタルハイジーン別冊発行
2022年 7 月25日　　月刊デンタルハイジーン別冊傑作選　第1版第1刷発行
2024年 6 月20日　　月刊デンタルハイジーン別冊傑作選　第1版第2刷発行

著　者　伊　藤　　　中

発行者　白　石　泰　夫

発行所　**医歯薬出版株式会社**

〒113-8612　東京都文京区本駒込1-7-10
TEL. (03) 5395-7636 (編集)・7630 (販売)
FAX.(03) 5395-7639 (編集)・7633 (販売)
https://www.ishiyaku.co.jp/
郵便振替番号 00190-5-13816

乱丁,落丁の際はお取り替えいたします.　　　　　　　印刷・真興社／製本・榎本製本
© Ishiyaku Publishers, Inc., 2022.　Printed in Japan

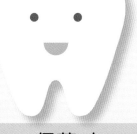
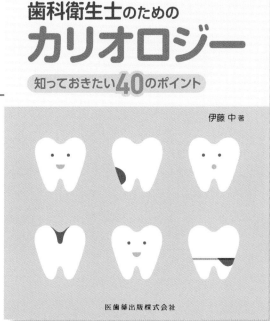

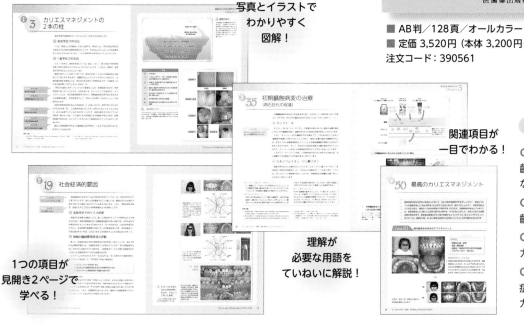

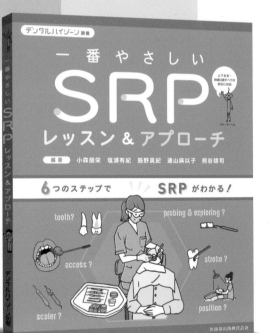
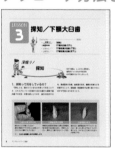
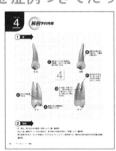
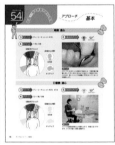
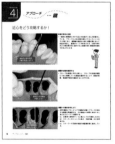
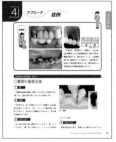

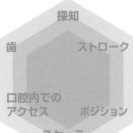